临证传奇

中医求实  肆

编著 周忠海

中国科学技术出版社
·北京·

图书在版编目（CIP）数据

临证传奇.肆,中医求实 / 周忠海编著. — 北京：中国科学技术出版社，2019.9
（2022.5 重印）

ISBN 978-7-5046-8324-3

Ⅰ.①临… Ⅱ.①周… Ⅲ.①中医学—临床医学—经验—中国—现代 Ⅳ.① R249.7

中国版本图书馆 CIP 数据核字 (2019) 第 144230 号

策划编辑	焦健姿　徐　岚
责任编辑	王久红
装帧设计	佳木水轩
责任校对	龚利霞
责任印制	徐　飞

出	版	中国科学技术出版社
发	行	中国科学技术出版社有限公司发行部
地	址	北京市海淀区中关村南大街 16 号
邮	编	100081
发行电话		010-62173865
传	真	010-62179148
网	址	http://www.cspbooks.com.cn

开	本	710mm×1000mm　1/16
字	数	237 千字
印	张	16.5
版	次	2019 年 9 月第 1 版
印	次	2022 年 5 月第 3 次印刷
印	刷	天津翔远印刷有限公司
书	号	ISBN 978-7-5046-8324-3 / R·2422
定	价	35.00 元

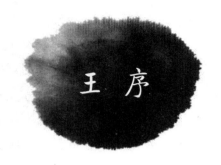

王 序

　　"中医高手在民间。"这是大家常说的一句话。但是这里的"高手"是有特定含义的，一般指的是"临床高手"。我们中医医疗机构和各大学府的专家、教授、大师基本上都是理论高手、讲学高手、著书高手，这是不可否认的，但少有"临床高手"也是事实。因为成为临床高手很难，而且需要一定的条件，即使有临床高手也不多。由于专家、教授、大师们的临床时间有限，即使看的病例很多，一天百十余人，一号难求，但能持续回访追踪的患者并不多，因此很难验证其辨证施治水平的高低。

　　而民间中医则不同，他们没有单位的名头，没有高大上的职称，没有旱涝保收的工资收入，他们只能凭借大量的临床实践、高超的中医技术治好患者，才能获得患者的认可、获得社会的认可。所以，民间中医出临床高手，这是特殊的社会条件和环境造就的。

　　本书的作者周忠海就是这样一位中医师，一位实实在在的民间中医高手，一位从临床实践中产生的临床高手。

　　我与忠海兄相识是我学生引荐介绍的。之前，我在微信群里看过一则治疗哮喘的医案，用方规范简洁，量大超群，效果显著。一看就是一个临床老手。在群里询问了一下，正是周兄。恰好我的一个学生认识他，还寄给我一份周兄编写的参考资料。不看不知道，一看一惊奇。参考资料文字量不大，医案却着实不少，而且全是重大疑难病案。

治疗遵守内经法则，擅用经方峻药，有起死回生之效。

本以为编撰者是一位年龄较大的老中医，读完再看编者简介才发现，竟是一位已有 20 余年临床经验的年轻有为的中医。年纪不大，能取得这样的成绩，没有一定的悟性和大量的临床经验是无法实现的。后生可畏，中医有望！因书结缘，我们相识后多次交流切磋中医技艺，深感忠海兄前途无量，必结硕果。

恰逢《临证传奇·肆：中医求实》一书出版，周兄邀我作序。我不过是一位普通的临床中医师，只是在中医这个行当里待得时间久了，多见识了一些病，写了几本中医书，但胸中实无点墨，技又平平，实难为之。得周兄抬爱，亦受其医德所感、医技所动，为惠及众生，振兴中医，乃勉作几句。

乐为序。

王幸福（古道瘦马）
己亥季春于西安留香阁

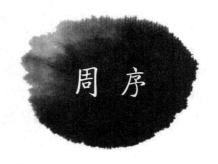

周 序

　　敝人先睹为快地通读了《临证传奇·肆：中医求实》书稿后，欣喜之余，发现此书不仅是医治疾病的书，更是医治医风的书。

　　我多年与中医师接触，喜欢阅读中医书籍，发现习中医者易走向两种错误极端。一种极端是"书卷传法"，墨守文字，不解文义，对中医"知其然而不知其所以然"。如失眠就用朱砂安神丸，肾虚就用六味地黄丸，补血必用阿胶，统方治统病，千篇一律，治病选方不求病因，效果自然不佳。这种现象多见于院校派的中医师。另一种极端就是人为地将中医神秘化，利用常人认为中医越神秘越高明的弱点，将中医故作神秘，而不是立足真实疗效，搞清楚中医的原理。如此就造成大众听其言，读其书，兴奋异常，仿佛华佗再世，神医下凡，一哄而上，可是一经临床，效果往往大打折扣。人为地将中医神秘化，除了能调动患者一时的求医意向，激发学医者一时的好奇兴趣外，对患者的治疗和中医的实际发展毫无实质帮助。这种现象多见于民间中医，当然院校中讲理论、喜神秘、少临床的高级别中医师也为数不少，因为沾上神秘更容易"飞起来"。

　　本书所述就很好地避免了以上两种错误极端。首先，作者本人真正地了解传统方义、中医病因、药性功能，而不是照搬文字。如小青龙汤从古至今，无少阴者才可以使用，阳气亏虚者则应慎用。作者清楚地知道小青龙汤的使用范围，所以才能增减药味，从而扩大小青龙汤的使用范围。又如元阳升降汤对补阳还五汤、大小遂命汤、镇肝息风汤的继承和发展。生石膏配伍大量辛温药可防止化燥伤阴；独活寄生汤配芪附防伤正，升提止崩法；麻黄配伍甘敛暖中之品以治疗胃寒。"中药不局限于归经"等，这些古今书籍没有的经验和理念在本书中随处可见，全是从大量的临床医案中总结而来，非"闭门写书""理上谈医"者可比。

作者不搞神秘，不故弄玄虚，从中医传统病因、药理着手，立足于临床，以实效为核心，真正体现了一位中医学者的求实精神。古语有云："鬼魅最易，犬马最难。"这种求实精神，才是真正难能可贵的，才是一位学者切实需要具备的科研精神。

"平步响雷声声惊，实地开花朵朵奇。"平实中孕育着神奇，这才是真正的朴素中医。

我真切地从书中感受到这种求实精神，让我看到了中医的希望。因为中医的继承与发展正需要这种求实精神，而不是那些故弄玄虚和空解文字。

书中医话篇中的中药药味讲解非常有深度和广度，读后令人耳目一新。可惜书中只详述了四味中药，着实让人有意犹未尽之憾！

希望作者能再接再厉，多多介绍经验，以促进中医的发展和交流。

知易行文化创始人　周新良

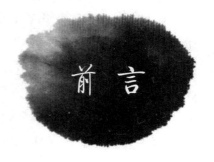

前言

　　中医是中国人民发明和创造的一种实用临床治疗学。日本汉方医学、韩国韩医学、朝鲜高丽医学、越南东医学等都是以中医为基础发展起来的。在几千年的中外历史中，有亿万的各国人士通过中医恢复了健康或减轻了病痛。这是中医为世界人民奉献的一笔巨大财富。

　　如实地说，中医不可能治愈所有疾病，但对于适合中医治疗的疾病，其效果非常迅速、方法非常简单、费用非常低廉。某中医学院请了一位非常有名的中医临床大家来讲座，这位中医大家说："其实，我这一辈子掌握的中医要领，三天就可以讲完。"听者无不面面相觑，一头雾水。"真正过来"的中医人，听了此话，必会"会心一笑"。因为这才是中医历程中的切身体会、没有"粉饰"的大实话。

　　其实，中医并没有那么繁琐和复杂，甚至十分简单。但如果没有真正有临床经验的老师告诉你这些要领，你可能一辈子也无法掌握和领悟。到头来，无论你读再多的书，还是只能停留在中医的表面和理论上夸夸其谈。

　　中医临床技术本身不难，然而人心之复杂，加上每个人领悟能力有所不同，导致中医学界出现了许多不得要领、故弄玄虚、牵强附会、空谈理论、哗众取宠、墨守成规、泥古不化、西医死搬、江湖习气、搞门派斗争、自私隐秘的丑态。

如此一来，搞得整个中医界，貌似"万象纷呈，百家争鸣"，实质"乌烟瘴气，乱人耳目"。外行人常以为中医界一派繁荣昌盛，而内行人知晓中医早已岌岌可危，这更让后学者"望洋兴叹"而不得要领。此乃世聪劣智者，为私利虚名，而将"中医大道的至简至实"之法变成"中医离道的至繁至乱"之术。此非继道，实乃乱道矣。

　　中医若亡，必亡于中医人自己。若是中医能够做到"不乱、不虚、不空"，力求"至简、至实、至效"，中医想不兴盛都难，西医只会反过来学习中医，又如何会压制中医呢？中医原本就是"治病寻本，见症溯源，以简驭繁"之道，得其要者，数言而尽知，不知其精者，万卷而难述。

　　古今仁智贤者唯恐世人不会中医，每每"化繁为简，化虚为实，化理为验"，一一剖析，详述于众。今余虽不才，但从医二十多年略有所得，不忍私秘，愿公之于众，供有缘者医门一助。

周忠海
于青岛

临证传奇·肆
中医求实

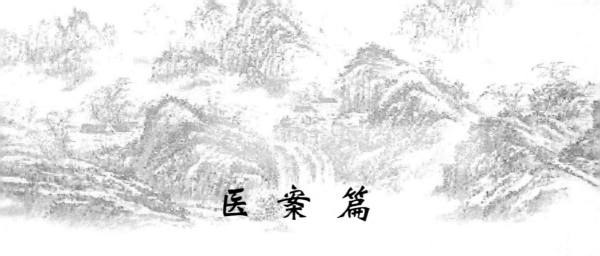

医 案 篇

 呼吸系统疾病（附医案 20 则）

中医有两句俗语"内不治喘，外不治癣"和"名医不治喘，治喘丢老脸"，可见喘证治疗之困难。本节选录我 20 余年治疗的咳喘医案，供大家借鉴。

医案 1：顽固性咳嗽变异性哮喘三剂愈

周某，女，32 岁。上周感冒后，出现咳嗽气喘 4 天，晚上加剧，无法入睡，半夜起来须端坐在沙发上，舌淡苔白，平时有手脚冰凉、心慌的病症。在青岛三甲医院确诊为"咳嗽变异性哮喘"，经点滴和西药治疗无效。患者自诉，以前得过哮喘，找了一名老中医治疗，说"吃 10 剂能好"，结果吃了 60 多剂才缓解。后老中医说："以后感冒，还会严重，再治疗就很困难了。"

辨证思路："上周感冒"说明有外感史，故而考虑外邪侵袭，用药当有辛散之品。"咳嗽气喘 4 天"说明外邪袭肺，肃降失常，用药当有辛苦之品，因为辛能宣发，苦可肃降。"晚上加剧，无法入睡"，白天阳旺，夜晚阴盛，晚上加剧的病症，多为阳气虚或受阴邪。用药当为温热为主，切忌单用和重用寒凉药而加重病情。"半夜起来须端坐在沙发上"说明气机升降失常而不肃降，或内有水饮，或肾不纳气，多会出现平躺加重的现象。治疗当以理气肃降或温化水饮或补肾纳气为原则，用药当以苦辛来宣发和肃降气机，苦温燥湿化痰，淡平利水导饮，甘温辛补肾，质重药来助纳气和沉降。"舌淡苔白"既可以排除热邪为患，也可印证是阴证寒邪为患，用药当以温热之主。"平时手脚冰凉，心慌"说明患者心肾阳虚，用大温大热之药，势在必行。

综合辨证： 元阳亏虚之体又感外邪，导致肺气不能正常肃降，逆而上冲而为肺咳。

治疗原则： 温肺止咳，化饮肃降，大补阳气。

方性定位： 温热为主，甘辛温苦淡必备。

青龙虎啸汤

麻黄 20 克，桂枝 20 克，炒白芍 20 克，干姜 20 克，细辛 20 克，炒乌梅 20 克，炙甘草 20 克，姜半夏 20 克，杏仁 20 克，葶苈子（布包）15 克，生石膏 80 克，泽泻 36 克，生黄芪 80 克，制附子（有毒，须先煮 1.5 小时）20 克，枳实 15 克，炒白术 20 克，茯苓 20 克，生龙骨 30 克，生牡蛎 30 克，厚朴 10 克，生姜丝 60 克，大枣（掰开）12 枚。1 天 1 剂，连服 3 剂，白天不用喝，晚上喝，发作时加服 1～2 次。

药效反馈： 患者服完药后，当晚便能入睡，3 剂吃完，症状基本消失，至今未犯此病。治愈后，患者才告知，之前在三甲医院确诊为"咳嗽变异性哮喘"。可见中医神奇之处，即使不知西医诊断，也能治疗。

❖ **临床经验总结**

《黄帝内经·咳论篇》载："岐伯曰：皮毛者，肺之合也。皮毛先受邪气，邪气以从其合也。"其寒饮食入胃，从肺脉上至于肺，则肺寒，肺寒则外内合邪，因而客之，则为肺咳。显而易见，此病当为《黄帝内经》中的肺寒之咳无疑。

治疗这个病患特别要注意的是，患者是阳虚之体，在治疗肺寒新得之咳时，还要照顾阳虚之体，方是双全之策。正因为患者素体阳气不足，所以才导致她的哮喘治疗起来比较棘手。唯有"扶正祛邪，攻补兼施"，方可速效！如果"头痛医头，脚痛医脚"，见咳仅仅治咳，必会重蹈前医乏效之路。故此病的治疗原则当是，温肺止咳，补阳益气，化饮肃降，方是全面地对应病机。"青龙虎啸汤"大补元气，温阳化饮，升清提气，降逆化痰，阳虚气弱之人，在所不忌，正符病机。

特别提醒：方中的附子是味非常重要的中药，是一把双刃剑，无论"杀敌"治病，还是"伤己"中毒，都不含糊！所以，读者必须"掌握附子的炮制去毒性"，详情可以看本书医话篇中的附子讲解，才可以使用含有附子的方剂，以保证用药的安全和治疗效果。

医案 2：咳喘月余致暴聋的治疗

有一中医同行好友赖老师，发来求诊信息：我最近一直咳，有一个半月，咳时肚子两侧肋骨都痛，感觉有痰在正胸口，呼吸困难，痰色白，且两耳暴聋。

辨证思路："最近一直咳，有一个半月"说明患者有外感史，考虑外邪侵袭，肺失宣降，用药需有辛性宣散和苦降之药。"咳时肚子两侧肋骨都痛"，气机水饮郁而则痛，长期剧烈咳嗽的这个动作，也会牵扯着相关的肌肉和神经过度拉伸而疼痛。用药当以温辛而化水饮，苦温而燥湿。如果是牵扯的神经痛，可用柔肝止痛的炒白芍。"感觉有痰在正胸口"说明内有痰饮，用药当辛散苦燥的化痰之药。"呼吸困难"，肺气的宣发和肃降不能正常运行，同时考虑肺气不足和肾不纳气。用药当有辛温解表以恢复肺气宣发和肃降，大补肺气和助肾纳气。"痰色白"说明痰饮不化，同时排除阴虚证和热证。用药当以温热为主。"两耳暴聋"，肾开窍于耳，清气不上升耳窍或外邪郁阻皆可致暴聋。暴聋在现代医学中又称为"突发性聋"，用药既要大补元气，补肾而升清，还要散外邪，降浊气。《杂病源流犀烛·耳病源流》曰："有肾气虚，风邪传经络，因入于耳，邪与正相搏而卒无闻者，谓之卒聋，亦曰暴聋。"恰恰对此患者的暴聋，做出了最好的注解。

综合辨证： 外邪遗肺，宣降失常，痰饮不化，阳气不升。

治疗原则： 散邪宣肺，升清降浊，化痰利饮，大补阳气。

方性定位： 温热为主，甘辛苦淡味药需有。

青龙虎啸汤

蒸附子 30 克，麻黄 15 克，桂枝 35 克，炒白芍 15 克，干姜 20 克，细辛 15 克，乌梅 20 克，炙甘草 15 克，姜半夏 25 克，生黄芪 100 克，生石膏 60 克，生龙骨 30 克，生牡蛎 30 克，炒白术 20 克，泽泻 30 克，党参 20 克，杏仁 15 克，生姜丝 100 克，大枣（掰开）12 枚。1 天 1 剂，连服 3 剂，上下午各 1 次，发作时加服 1～2 次。

药效反馈： 之前患者自己开过九味姜活汤、银翘散，也开过小青龙汤加银花、连翘，一共吃了 15 剂。念慈庵枇杷膏并其他成药也吃了 10 多天，但都效果不佳。后面还发展到双耳暴聋 1 周。患者服上药 1 剂的头道，咳就基本止住了（患者是 1 剂药吃 2 天，因药量多，煮好头道药，装在开水瓶里喝一天）。3 剂吃完，耳朵暴聋完全好了。后面停药 1 周，咳还有（但已不是那种止不住的咳），又抓了 3 剂，吃完基本上不咳了。如果引咳（自己张口人为的咳）就又会咳，甚至喘不上气。肚子也要抱住咳，否则肋骨下会痛，甚至肚子抽筋，如果不去引咳就像完全好了一样。效不更方，继续服用。

❷ 疑问解答

问： 患者当时提供这么少的信息，甚至你也没让患者发舌苔照片，患者仅仅发完一条信息，你马上开药方，是不是过于鲁莽了？为何不让患者提供更多、更详细的病症信息，好——一分析呀？

答：这取决于两个方面：①随着你临床经验的丰富，特别是对自己熟悉的病症，当患者有时仅仅提供一两条信息时，你就立即能够判断出病机。②"青龙虎啸汤"对咳喘的患者适用范围非常广泛，只要排查"燥热"的高热、体虚的患者，就在所不忌，故而，我才敢放胆用药的。

辨别"燥热"的高热要点如下：舌多为深红或绛紫或酱紫色，而且舌体又干又燥，舌苔整体为黄苔甚至无苔，整个口腔很少有水湿气。

当然，临床经验积累不够时，特别是对自己不熟悉的病症，确实应该让患者提供更多、更详细的病症信息，以便更有利分析病情。

后续

赖老师吃了 5 剂药后，仍未彻底痊愈。因为自己是中医，又在大学进修，于是便自行解决。现分享患者自己的治疗经过。

久咳其肾必亏虚，故患者给自己开了 2 盒人参蛤蚧精，早、晚各 1 支，以补肾纳气。久咳之人，肺又为娇脏，其肺必伤，还恐有邪蘩留其中，故同时又开了半斤鱼腥草，每天 20 克左右，加冰糖一小块，煮水装在开水瓶中喝。喝完这些咳嗽才完全止住。之后患者左胸靠心处和左腹各长出一颗花生米粒大的疔疖来，还会有点痛。这是从肺和胃里排出来的余毒，也是流痰毒瘀，且很硬。于是患者又给自己开健脾清热的建中汤加仙鹤草、黄芩，并外涂泰国产的青草药膏，药每吃 2 天停一天，这样又吃了 10 剂药，没有多久疔疖就好了。其间也没有再咳嗽。身体也完全康复过来了。

医案 3：顽固肺气肿的治疗

吴某，1967 年生人。7 岁那年得气管炎，后来又患肺气肿，痰多得很，喘得也很厉害，走不了路，吐满口黄白痰。不能面朝上睡觉，否则就咳嗽不停。

辨证思路："1967 年生人"，患者 50 岁，人体阳气正走下坡路阶段。"7 岁那年得气管炎，后来又患肺气肿"说明患者从小体弱多病，更印证是先天元气不足。"痰多得很"即痰饮不化。"喘得也很厉害"说明气机不降或肾虚不纳气。"走不了路"，久病多虚。"吐满口黄白痰"，痰多为痰饮不化，白痰多寒，黄痰多为热，热有实有虚也有郁，此处为郁，故而此为阳气不足，痰饮不化，寒中夹有郁热。"不能面朝上睡觉，否则就咳嗽不停"说明气不肃降或内有水饮，多会出现平躺加重的现象。

综合辨证：元阳不足，肾不纳气，痰饮夹热。

治疗原则：大补元阳，补肾纳气，化痰疏热。

方性定位：配方当以温热为主，少佐凉药。甘温大补之药绝不可以无，辛开苦降药化痰平喘必不可少。

青龙虎啸汤

　　麻黄 20 克，桂枝 20 克，炒白芍 20 克，干姜 20 克，细辛 20 克，炒乌梅 20 克，炙甘草 20 克，姜半夏 20 克，杏仁 20 克，葶苈子（布包）15 克，生石膏 180 克，泽泻 36 克，生黄芪 80 克，蒸附子 40 克，枳实 15 克，炒白术 20 克，茯苓 20 克，生龙骨 30 克，生牡蛎 30 克，厚朴 10 克，生姜丝 60 克，大枣（瓣开）12 枚。1 天 1 剂，连服 3 剂。

药效反馈：3 剂后，能走能站，能吃能喝，喘、痰减少许多，症状基本消失。

　　正是：

肺气肿来气管炎，痰多咳喘难行走。

肾虚气少久病因，青龙虎啸显神威。

方义解析：本病是多年的顽固病，故而治疗时要标本兼治，本方的组成分为以下几部分。

①宣散止咳平喘类药：方中麻黄、桂枝相须为用，发汗散寒以解表邪，且麻黄又能宣发肺气而平喘咳，桂枝化气行水以利里饮之化。

临证传奇·肆　中医求实

006

干姜、细辛为臣，温肺化饮，兼助麻黄、桂枝解表祛邪。然而素有痰饮，脾肺本虚，若纯用辛温发散，恐耗伤肺气，故佐以炒乌梅敛肺止咳、芍药和养营血，二药与辛散之品相配，一散一收，既可增强止咳平喘之功，又可制约诸药辛散温燥太过之弊；姜半夏燥湿化痰，生姜和胃降逆，亦为佐药。炙甘草兼为佐使之药，既可益气和中，又能调和辛散酸收之品，大枣补脾养胃，使药不伤脾胃。药味配伍严谨，散中有收，开中有合，使风寒解，水饮去，宣降复，则肺寒内饮，诸症自平。

②利水化饮类：重用泽泻，取其甘淡性寒，直达肾与膀胱，利水渗湿。配以葶苈子来泻肺平喘，行水消肿，治疗痰涎壅肺，喘咳痰多，胸胁胀满，不得平卧。辅以茯苓之淡渗，增强利水渗湿之力。佐以白术健脾而运化水湿，转输精津，使水精四布，而水饮自消。诸药合用，利水渗湿化饮，使水行气化，水饮上逆之咳喘得解，脾气健运，则蓄水留饮之咳喘自除。

③温阳益气化饮类：生黄芪大补元气，化气行水同时防止辛散和利水药耗伤元气，蒸附子既温阳化饮，还能防止麻黄拔少阴之本。方中有了生黄芪和蒸附子就不怕用麻黄耗散元阳了。

④重镇降逆理气类：生龙骨收敛固涩，助肾纳气，生牡蛎重镇下气降逆，枳实理气化痰消积，厚朴燥湿下气宽胸。

⑤相牵相制相佐类药：生石膏既可以清水饮不化之郁热，又可以防止辛温药化燥伤阴，还可以重镇降逆与升发宣散相牵，有利气机恢复正常的升降功能。

❖ 临床经验总结

《黄帝内经》云："痰之本，水也，源于肾。"明代医家李时珍指出："肾主水，凝则为痰饮。"李中梓指出："在肾经者，名曰寒痰。"本患者黄白痰多，喘得很厉害，又是久病不愈，故而病源根本在肾阳不化水饮，上逆凝而为痰。所以，治疗时不仅要化痰止咳，还要配伍温阳补肾之品，本医案中用蒸附子40克即是此意。

《景岳全书》曰："见痰休治痰，喘生休耗气。"就是说不要一看见患者有痰就仅仅知道化痰，看见虚证之喘不可服耗散元气之药，反过来说，就是要大补元气。本医案中用生黄芪80克就是"喘生休耗气"的逆向思维的推理应用。

此患者虽有黄痰，但综观全部病症信息可知，患者的根本病因是阳气不足，痰饮不化。故而此黄痰之热非实，而是痰饮不化，产生的郁热所致，切忌单用或重用清热止咳药，否则犯了"寒者寒之"之戒，必会加重病情。只可酌加清热药，同时加枳实、厚朴之辛温药来理气疏郁散热。本医案生石膏虽然是180克，但在大量的辛温药比例中，其药力的凉性仅占两成，故整个方剂呈现的药性还是辛温苦降的特点，与寒证禁止单用和重用清热药这个治疗原则是不相冲突的。假如没有大量的辛温药，哪怕仅用1克的生石膏都会使患者"雪上加霜"，令病情加剧。这一点读者一定要引起注意。

医案4：青龙虎啸汤治阳虚水饮不化（祝俊波医案）

董某，男性，67岁。主诉近来咳喘加重半月，服西药无明显效果而来就诊。患者面色黄黯，面部轻微浮肿，唇色暗，舌苔白腻，舌质淡红，脉象寸浮尺弱。患者刚坐下时说话气不能接，坐了五六分钟才可以不断续说话。此次病情加重是由于玉米机脱粒灰尘刺激所致。患者咳吐黏稠痰，咳吐费力。自觉胸部满闷，精神不振。饮食睡眠尚可，大便稍微干，费力，小便一夜两三次。平时不喜欢喝水。

辨证思路："67岁"，经言"人过四十气阴自半"，这句话是指人过了四五十岁阳气虚弱使得人体津液调节功能也下降了。"患者面色黄黯，面部轻微浮肿"，此为阳虚水饮之象。"唇色暗"说明久病多瘀。"舌苔白腻，舌质淡红"即阳虚。"脉象寸浮尺弱"，久病及肾，肾不纳气。"患者刚坐下时说话气不能接，坐了五六分钟才可以不断续说话"说明患者气虚非常明显，前人说言喘皆耗气。"此次病情加重是由于玉米机脱粒灰尘刺激所致"，正气存内，邪不可干，本来就气虚阳弱，再加外邪刺激只会更重。"患者咳吐黏稠痰，咳吐费力"，气弱不行津，郁而化热。"自觉胸部满闷，精神不振。饮食睡眠尚可，大便稍微干，费力，小便一夜两三次"，是阳气不足之象。"平时不喜欢喝水"，体内水饮多。

综合辨证：阳虚水饮不化，遵医圣之教，当温肾通阳化饮，融温清攻补升通涩为一方。在青龙虎啸汤的基础上略为加味，最合适不过了。

❧ 青龙虎啸汤加减 ❧

麻黄 20 克，桂枝 20 克，干姜 20 克，白芍 20 克，清半夏 20 克，炙甘草 20 克，细辛 20 克，五味子 20 克，杏仁 20 克，乌梅 20 克，厚朴 20 克，云苓 20 克，枳实 20 克，白术 20 克，制附片 40 克，龙骨 40 克，牡蛎 40 克，葶苈子 40 克，蜂房 40 克，大枣（切开）12 个，生姜（切碎）60 克，生石膏 150 克，黄芪 90 克。水煎服。

药效反馈：起初患者只拿了 1 剂中药，吃了 2 天，自觉效果好，复诊再开。一共吃了 9 剂药，患者症状完全消失。

用方感悟：人是个复杂的整体，有升有降，有出有入，所以治疗就是要恢复人体相对的平衡。青龙虎啸汤用麻桂姜辛附去其寒，内经曰："形寒饮冷则伤肺"，故肺病大多跟寒湿有关。上述之品辛散，还必须用石膏、葶苈子、半夏、杏仁、厚朴降之，此即有升有降也，刚才所说之品辛热为事，故仍需佐以寒凉之味石膏、葶苈子是也！发散是为泄，当以黄芪、附子、蜂房重用补也，细辛、半夏、麻黄、枳实，通行之性太过，需要龙骨、牡蛎、蜂房驾驭之。如此则处理得当，效果也喜出望外！

医案篇

祝俊波医生与笔者周忠海的交流问答

祝：我以前也用小青龙汤治疗过，对于体弱之人没法处理。学了您的经验后，思路一下子打开了。就像您说的，解决了禁忌证就把这个方子应用面无限扩大了！

周：我也有这样的经历和感触，早期我就是基于小青龙汤的禁忌证望而生畏，可患者又有咳喘，如此左右为难，在这种情况下，慢慢想办法，才逐渐形成青龙虎啸汤。

祝：我把这个方子打粉加醋调和敷脐，然后再艾灸效果也不错，也算一种创新，我觉得可以推广。其实打粉涂后背穴位也可以艾灸的，还是用您的方，这样中药艾灸完美结合，针对有的人不想吃药，也算一种办法吧！

周：你的悟性好，同行有很多人不敢用的。看我文章的人数以千计，敢用的同行不会过百。

祝：我在此方中小孩的很多药都用到了二三十克。其实每次喝几口，这样下来也没多少。

周：对！重剂分服法，既安全，还让药效持续。重要的是，每味药的危险性，配伍时都考虑进去了，有大补元阳的药，不会损伤正气的。青龙虎啸汤，本身就是从临床中总结出来的，安全性早就经过众多患者验证过了，很安全的。如果不敢灵活加减，原方不动地应用也可以。当然，要排查燥热证和实热证。

祝：是的，您说得非常清楚了，慢慢会有更多的人受益。

周：尽力随缘吧，我已"无隐也"！

祝：所以说您是大德之士，能在网络上认识您也是我的福分！感恩！

周：大德可当不起！作为一个医生，效果不好时，心里难受，不想别人也有这个经历。我不怕人知、不怕人会，唯怕人不知、人不会。

医案5：顽固咳喘的治疗

姜某，男，西藏乡村教师。长年患过敏性鼻炎，嗓子有痰咳不出来，咳出来的是白稀痰，容易感冒，一感冒就干咳。医院诊断为支气管炎，腿脚冰凉、怕冷，舌头经常有齿痕，大便稀。天冷加重，咳得睡不着，躺床上就咳嗽。曾服其他中医开的药方，患者吃这个方子时，一吃肚就胀，胃口差。

辨证思路："长年患过敏性鼻炎"，久病多虚，体虚也易过敏。"白稀痰"，白痰多为寒。"容易感冒，一感冒就干咳"，体虚则易感冒。"腿脚冰凉、怕冷"说明元阳亏虚。"舌有齿痕"，脾虚不运化水湿。"大便稀"说明脾虚肠寒。"天冷加重"说明阳气不足。"躺床上就咳嗽"，水饮蓄积，才导致"立轻卧重"的现象。

综合辨证：元阳大虚，肺脾肾肠阳虚甚重，痰饮不化，肾不纳气，肺气不宣。

青龙虎啸汤加减

蒸附子30克，麻黄15克，桂枝35克，炒白芍15克，干姜20克，细辛15克，乌梅20克，炙甘草15克，姜半夏25克，生黄芪100克，生石膏60克，生龙骨30克，生牡蛎30克，炒白术20克，泽泻30克，党参20克，杏仁15克，生姜丝100克，大枣（瓣开）12枚。1天1剂，连服3剂，上、下午各喝一次，发作时加服1～2次。

药效反馈：患者服用了几十剂，前期是1天1剂，后期隔三岔五或天冷发作时服1剂，病症与体质都基本接近正常人。

❖ **临床经验总结**

本医案的患者既有邪气盛，同时又有正气亏虚证的病因存在。这类疾病治疗时必须以生黄芪、附子、炒白术、炙甘草、党参扶正气为主，兼以麻黄、杏仁、桂枝、细辛祛邪止咳平喘为辅，才可以奏效。虚证的咳嗽和哮喘患者，绝对不可以单用辛温耗散的麻黄和小青龙汤，以免耗损人体正气和阴液。《素问·通评虚实论篇》曰："邪气盛则实，精气夺则虚"，就是对这类病症的最好描述。

医案6：九年哮喘九剂效

朱某，男，12岁，青岛人。3岁时感冒引起支气管哮喘，白天尚可，一到晚上就发作，天冷或感冒时更加严重。吃冷的食物还会肚子痛，同时患有慢性鼻炎。右手脉沉，左手心脉沉肝肾脉沉数。2016年患者母亲，几经周折，找到我前来医治。

辨证思路："男，12岁"，年幼阳气未充。"3岁时感冒引起支气管哮喘"，先天元阳不足。"一到晚上就发作"，阳气虚的病症，在白天外界阳气相助时减轻，夜晚阴气重则加剧。"天冷或感冒时更加严重"，元阳不足。"吃冷的食物还会肚子痛"说明患者脾胃虚寒。"患有慢性鼻炎"，肺气虚。"右手脉沉，左手心脉沉肝肾脉沉数"，阳气不足而阳浮。

综合辨证：元阳不旺，元气不足，肺失宣降，脾胃虚寒。

青龙虎啸汤

麻黄10克，桂枝20克，炒白芍10克，干姜15克，细辛10克，党参20克，炒乌梅20克，炙甘草15克，姜半夏20克，杏仁10克，厚朴6克，葶苈子（布包）10克，炒白术20克，泽泻15克，茯苓20克，生石膏50克，生黄芪100克，蒸附子20克，生龙骨30克，生牡蛎30克，生姜丝50～100克，大枣（掰开）12枚，赤小豆50～100克。1天1剂，连服9剂，晚上睡前和早起各喝1次，发作时加服1～2次，白天可以不用喝。注意保暖，防止感冒。

药效反馈：9剂服完，晚上基本不喘了。患者后期接受巩固治疗，将上方加 1/2 的量，再加陈皮，1 剂药分作 2 天服用。

❷ 患者母亲与笔者的交流问答

患者母亲是位有高级职称的专业医生，故而提出了一些问题，笔者都一一做了解答。

问：孩子得的这个哮喘，为何这么难以见效？

答：此病初得在肺，在外邪，久病会牵连到元阳亏虚，不但要治病，还要调体，故而难愈。

问：孩子得这个哮喘，会不会影响他的生长发育？

答：会的！因为哮喘迟迟不愈，会损及人体的正气，五脏六腑的运化，营养的吸收，自然会影响到生长发育。不仅仅是哮喘，小孩的任何疾病不早点治疗，都会影响到生长发育。

问：您的方子中有小青龙汤，孩子以前曾吃过小青龙汤，为何效果不好？

答：我的方中小青龙汤的比例仅占了 1/3，是用来治标的，还必须配以治本大补阳气，温脾益肾，化痰镇敛的药才可以。

问：你也判断小孩是内里阳虚，外有寒邪，可为什么方中还要用寒凉的生石膏？

答：生石膏在方中的用量相对于方中的整个温热药来说比例是很少的，所以，整个方子还是起辛温作用。同时，用了生石膏还可以让辛温的药不至于过燥。

问：方中有附子和半夏，不是违背了传统中药的"十八反"吗？

答：根据我 20 多年的临床实践，附子和半夏同用的方子不计其数，只要附子经过高压锅蒸过或先煮，半夏用姜半夏，从无中毒过。

正是：

> 病症能有千百种，疑惑亦有千万个。
>
> 医生医病需解惑，患者无疑方配合。

医案 7：严重咳嗽半月余，1 剂好转 3 剂愈

温州的一位佛友的女儿，13 岁。咳嗽有半个月不止，夜晚时咳嗽加剧，服中西药无效。故而佛友电话询诊，我拟方青龙虎啸汤加减，用短信发给佛友。

辨证思路："13 岁"，年幼注意扶正气。"咳嗽有半个月不止"，忽然咳嗽多是外感，拖延半月，正气有伤。"夜晚时咳嗽加剧"，阴邪为患。

综合辨证：阳气不足，肺失宣降。

～✤ 青龙虎啸汤加减 ✤～

生黄芪 60 克，党参 30 克，炒白术 20 克，茯苓 20 克，炙甘草 20 克，麻黄 20 克，桂枝 20 克，炒白芍 20 克，干姜 20 克，细辛 20 克，五味子 20 克，制半夏 30 克，生石膏 120 克，杏仁 15 克，陈皮 15 克，生龙骨 30 克，生牡蛎 30 克。大锅水煮服用，药煮好后平均分成 4 份，上、下午各服用 1 份，晚上临睡时，加服 1 份，半夜若咳嗽不止，再加服 1 份。1 天 1 剂，先吃 2 剂。夜晚睡眠时，注意室内温度不要过低。

药效反馈：喝第 1 剂时就减轻，共吃了 3 剂药，咳嗽痊愈。患者咳嗽期间，原本因声音嘶哑停止的唱歌演出也恢复了。

❖ **临床经验总结**

本医案因为是电话诊疗，故而"望闻问切"不全，仅仅有问诊一项。因为笔者经常见到患者，知道患者平时身体尚算健康，而青龙虎啸汤，除了孕妇之外，老人和小孩也可以服用，故而才敢仅仅凭问诊，就用药的。

咳嗽一证，古今医家立论太过繁琐，从而导致中医临证者，不知如何依从，这样治疗时既难以把握，更难以快速取效。从笔者多年临床经验总结，咳嗽的主因就是体实外感和体虚内伤所致，当然久病难愈者，又多是外感和体虚合并为患。

"青龙虎啸汤"临床应用时，只要排查了"燥热"的实热证，统统可以"一方统治，不用辨证"。因为"青龙虎啸汤"的配方组成，无论对外感"风，寒，湿"，体虚"肺气不足，肾阳不化"，还是"逆气上冲，胸脘结胀""水饮内停，痰浊不化"导致的咳喘，皆可以达到"大补元气，培补元阳，降逆散结，化痰消饮"的功效。

医案 8： 常年感冒伴严重咳嗽一剂效

王某，男，12 岁，2015 年冬天就诊。严重咳嗽 3 天，舌苔白而呈水滑，脉数，常年感冒咳嗽，一咳嗽就须打一个星期的点滴。此次患者又感冒咳嗽，其母亲曾经找我治疗过，故领来其子，想吃中药试试。

辨证思路："严重咳嗽 3 天"，突然咳嗽，考虑有外感。"舌苔白而呈水滑"，标为水饮不化，本为阳气不足。"脉数"，肾虚不纳气上浮则脉数，或痰饮夹热也可脉数。"常年感冒咳嗽"说明患者阳气亏虚。

综合辨证：阳气大虚，肺有表邪，水饮内停。

青龙虎啸汤加减

麻黄 20 克，桂枝 20 克，炒白芍 20 克，干姜 20 克，细辛 20 克，五味子 20 克，姜半夏 30 克，蒸附子 20 克，生黄芪 100 克，生石膏 60 克，葶苈子（布包）15 克，杏仁 15 克，泽泻 20 克，炒白术 20 克，生姜 80 克，大枣（去核）12 枚。水煮服用，1 天 1 剂。1 剂药分 4～5 次服完，咳嗽严重时，加服 1 次。

药效反馈：2 剂药后，病症完全消除。

❖ **临床经验总结**

患者由外感引起的咳嗽多是肺气不清，失于宣肃所致。本医案的患者舌苔白呈水滑，是因为体内阳气不足，难以运化水饮才呈现的舌苔。故而本病的治疗原则应该遵循"大补阳气，宣肺止咳，化痰消饮"，青龙虎啸汤正符合此病的病机，故而照方服用，果然 1 剂奏效。

医案 9：严重咳嗽致无法入睡的治疗

杨某，女，26 岁。患者三四天前感冒，开始咳嗽，鼻子不通气。咳嗽厉害时，晚上睡不着觉。舌后半部苔厚，舌尖红，舌体淡，左手脉沉，心脉弱，右手肺脉弱，脾肾数，饭量好。

辨证思路："三四天前感冒"，外邪侵袭。"开始咳嗽"，肺气肃降失常，逆而上咳。"鼻子不通气"，肺开窍于鼻，外邪袭肺，肺气不宣自然影响到鼻窍不通。"咳嗽厉害时，晚上睡不着觉"说明患者阳气虚。"舌后半部苔厚"，舌后半部为肾脏所主，此乃肾虚不化水饮。"舌尖红"说明患者肾虚，心有浮火。"舌体淡"，脾虚则淡。"左手脉沉"也是阳气虚的表现。"心脉弱"即心气虚。"右手肺脉弱，脾肾数"，肺气不足，脾肾虚，则脉虚而上浮。"饭量好"，胃气无伤。

综合辨证：外邪袭肺，宣肃失常，脾虚停饮，阳气不足。

青龙虎啸汤

麻黄 20 克，桂枝 20 克，炒白芍 20 克，干姜 20 克，细辛 20 克，炒乌梅 20 克，炙甘草 20 克，姜半夏 25 克，杏仁 15 克，厚朴 10 克，生石膏 80 克，蒸附子 30 克，生黄芪 100 克，栀子 15 克，淡豆豉 30 克，生龙骨 30 克，生牡蛎 30 克，党参 20 克，炒白术 20 克，泽泻 30 克，茯苓 20 克，生姜丝 60 克，大枣(瓣开)12 枚，赤小豆 100 克。1 天 1 剂，连服 2 剂。1 剂药分 3～4 次服用，上、下午各服一次，晚上发作时加服 1～2 次。

药效反馈：2 剂服完，症状基本消失。嘱其休养即可。

正是：

> 遇冷咳喘常用方，青龙虎啸汤加减。
>
> 莫畏量大不敢用，祛邪扶正两不误。

医案 10： 肺炎住院，两剂痊愈

孙某，女，71 岁。肺炎，胸闷，口苦，舌苔白，脉数，一见冷气就憋闷。住院十几日未见好转。

辨证思路： "女，71 岁"，年高体弱，用药需注意扶正，即使有外邪，也不可以太过辛散，免耗正气。"肺炎"，西医诊断，供参考，或许属于中医的肺经为患，但不可死搬。"胸闷"，或有外邪或心阳不足。"口苦"，肝胆郁热，少阳病症。"舌苔白"，无里热。"脉数"，有郁热。"一见冷气就憋闷"，表邪尚在或心阳不足。

综合辨证： 少阳病症，肝郁不散，胸阳不振，痰饮不降，兼以太阳有风寒之余邪。

治疗原则： 和解少阳，疏肝散郁，益心温阳，化痰降气，兼以驱风散寒。

组方思路： 小柴胡汤和和解少阳，疏肝散郁，桂枝汤益心温阳，杏仁厚朴化痰降气，兼以桂枝汤驱风散寒。

柴胡桂枝汤加枳实、厚朴

柴胡 20 克，黄芩 15 克，姜半夏 25 克，党参 30 克，炙甘草 20 克，枳实 15 克，厚朴 10 克，桂枝 20 克，炒白芍 20 克，生姜丝 50～100 克，大枣(去核)12 枚。1 天 1 剂，2 剂。

正是：

> 住院半月因肺炎，点滴西药全无效。
>
> 经方 2 剂显神威，妙哉医圣张仲景。

❖ 临床经验总结

肺炎，虽然是西医病名，但也对是否有外感太阳病症有参考价值。外感太阳病有麻黄汤证和桂枝汤证，因为患者年高，故而选择既能祛外邪又能补虚的桂枝汤。同时桂枝汤还能温心阳对患者的胸闷，一见冷气就憋闷，同样符合病机。一个桂枝汤同时调理外感留邪，补虚，一见冷气就憋闷，可谓"一箭三雕"。所以，根据患者病症将桂枝汤与小柴胡汤合方最为合适。

桂枝汤为温性升发药，小柴胡汤为凉性升发药，两方合方后气机是偏升的。故而，再配以理气散结的枳实，下气宽胸的厚朴，让整个方剂在升发之中具有下降之功，从而快速恢复人体气机的正常升发和肃降功能。

❷ 疑问解答

问：方中为何没有用生石膏？

答：因为患者全身不发热，不心热心烦。仅仅胸闷口苦，故以柴胡黄芩清郁热即可。

问：既然是兼有太阳风寒，为何桂枝汤的用量反而大？

答：桂枝汤是"一汤双用"，既可外祛风寒之余邪，又可内益心温阳，故而量不可以太小也。

问：为何方中生姜用量那么大？

答：外祛风寒之余邪，内里温胃化饮，故而量不可不大。

问：有的养生专家说"晚上不吃姜"，这个药方是不是晚上就不能喝了？

答：平时保健可以"晚上不吃姜"，得病时身体处于疾病的特殊状态，这时当务之急，要祛除疾病，故不受此限。无论治疗疾病还是养生保健，所学知识一定要全面，会"知常达变"，方可以不误人误事。

问：你临床喜欢用附子，此医案既有心阳不振，为何此方反而不用？

答：此方是可以用附子的，效果当会更好，但当时医院没有炮制的附子，久煎怕患者麻烦，故而没有用附子。

问：方中柴胡用量为何比《伤寒论》中的少，无论是小柴胡汤还是柴胡桂枝汤，用药比例都那么小？

答：因为患者的肝郁少阳之热，不是很重，故而柴胡的用药比《伤寒论》中的配伍比例要少。如果胸闷，口苦严重，发热，舌苔黄，脉弦数或有力，或增加了胸胁苦满，柴胡肯定要增加了。同样道理，如果一见冷气就憋闷的病症增加，温阳的桂枝汤量肯定也要增加。

问：临床辨证时是不是某经病症越多，相对应的治疗药物用量越大？

答：不是的！患者病症虽少，但病症程度严重，用的药量也要大；病症虽多，但病症的程度较轻，用的药量也可少。以此案来说，见冷气憋闷，虽只有一症，若病症严重，不但桂枝用量要加大，甚至附子都要用上。

医案 11：咳嗽低热静滴不愈，五味中药两剂见效

窦某，男，7 岁。咳嗽，早晨起来恶心呕吐，吐清水，低热 37～38℃，晚上出汗，静脉滴注七八天也没好，且平时经常爱感冒。

辨证思路："男，7 岁" 年幼脾胃多弱，年幼若非特殊病，用药须精简。"咳嗽"，肺为娇脏，少儿更易患外感。"早晨起来恶心呕吐" 说明患者胃气不降。"吐清水"，脾胃虚寒，水饮不化。"低热 37～38℃"，考虑太阳中风表虚证和内为气虚浮热。"晚上出汗"，桂枝汤证。"静脉滴注七八天也没好"，此病西医方法不是很适合，故难取效。"平时经常爱感冒"，气虚体弱，久病多虚。

综合辨证：内为脾胃虚弱致胃气不降，外为卫弱伤风致肺气上逆而咳。

治疗原则：健脾养胃，驱风固卫，化痰降气。

医案篇

桂枝加杏仁厚朴汤

桂枝 30 克，炒白芍 30 克，炙甘草 20 克，杏仁 15 克，厚朴 15 克，生姜丝 50 克，大枣（去核）12 枚。1 天 1 剂，共 2 剂，1 天喝 2 次，必须有 1 次喝完药后，静卧 2 小时并盖被取微汗，但不可出大汗，当天的另外 1 次服用时，可以不发汗。

注：感冒时，这个药方可以 1 天 1 剂，并发微汗，不感冒时，把这个药方打成粗粉，取一小把，煮个十几分钟，上下午各喝一碗，内则健脾胃，助消化，外则提高免疫力，防止感冒。（当然也可以加些生黄芪，党参。）

药效反馈：2 剂药后，患者所有的症状全部消失。

正是：

咳嗽恶心吐清水，低热怕风爱出汗。

点滴八天几百元，经方数元两剂愈。

❖ **临床经验总结**

《景岳全书·小儿则》总论曰："盖小儿之病非外感风寒，则内伤饮食。"意思是说少儿患病，只要不是有天生严重遗传疾病，所得病多是内而脾胃虚弱，外则感冒卫弱。本医案正符合以上论述，经方桂枝汤"外可祛太阳中风，内可温补太阴"，正适合此类病。

感冒发低热怕冷时，可以用桂枝汤发微汗，不感冒时可以煮来常服，提升免疫力，只要抓住"虚寒"病机，十分有益少儿的健康，可以大力推广。

❓ **疑问解答**

问：此患者可否加生黄芪、党参？

答：外感风邪正咳嗽时，以驱风解表、敛汗退热、止咳降气为主，尽量少加生黄芪、党参，防止甘补助邪。热退汗止咳停后，以扶正固本为主就可以加生黄芪、党参了。

问：此患者可否加制附子？

答：可以！制附子外可补阳固表，内可温胃化饮。

问：那你为什么没有加制附子呀？

答：一个疾病的治疗，可以用不同的方，可以用不同的药，不必方方皆用，药药皆有附子。

问：桂枝加杏仁厚朴汤是治疗太阳经肺病之咳喘，还是治疗太阴经胃病的虚寒咳喘？

答：无论是风寒侵袭太阳经或肺脏导致的体表不宣、肺气不降之咳喘，还是太阴经之脾胃虚寒导致胃饮不降、逆而上冲的咳喘，都可以用桂枝加杏仁厚朴汤。只要抓住是虚寒的病机即可。

问：桂枝汤是治疗太阳经病症之伤风的，为何还治疗脾胃虚弱？

答：桂枝确实是治疗太阳经之伤风病症，但莫仅仅局限于治疗太阳经之伤风，也可治疗太阴经之虚寒证。《伤寒论》中的很多方剂都是一方多经的，如麻黄附子细辛汤是既入少阴经也入太阳经，葛根汤既入太阳膀胱经也入太阴经，四逆汤既入少阴经，也入太阴经的。所以，《伤寒论》中某汤在某经出现时，不代表仅仅局限于某经，大多数还能够治疗别的经的病症。希望广大中医工作者，在悟透每一首方义、每一个病机后，能够举一反三，融会贯通，拓展方剂的应用。

问：桂枝汤应用这么广，有没有禁忌证？

答：有！桂枝汤的禁忌证虽然在临床中相对于适应证来说要少得多，但是更要引起足够的重视去排除。比如，后面的"佛门遇危病，行医在庐山"的医案，"阳明气热证阳明腑实证合病"以及温热病的热入气、入营、入血时的病症，皆不可单用或重用桂枝汤。

问：能否简要说一下不可单用或重用桂枝汤的辨别要点？

答：体实，高热，舌红或黑或紫或干苔黄，大便干结不通，下腹胀而拒按者等里实热证者，皆不可单用或重用桂枝汤。

医案 12：伤风发热错当风热治

温州某养生馆的养生师，前两天感冒发热，因为自己是搞养生的，看了很多中医方面的书，方剂组成和中药功能也知道一些，于是自行到药店买来板蓝根冲剂服用。2 天后，患者不但热不退，而且还增加了全身酸软、浑身无力、不想吃饭等症状，已经达到无法正常工作的程度。患者只好请假休息，找我来开汤药。

患者发热但不是高热，体温未超过 39℃，全身还有怕风吹、出虚汗的症状。这分明是典型的《伤寒论》中的桂枝汤证。于是对他说："发热不一定就是风热感冒，伤寒和伤风同样会发热的，但伤风有汗，伤寒无汗，而且烧的温度不会太高，所以你这个属于伤风感冒。《伤寒论》中的桂枝汤，外可驱风止汗清热，内可以补脾养胃，正对你的外感内伤病机。"我又给其解释："板蓝根冲剂是寒凉的中药，适合温热病，不适合你这个'伤风'的病机，这属于犯了中医的'寒者寒之'之戒。所以，你服用板蓝根冲剂，不但热不退，还增加了全身酸软、浑身无力、不想吃饭的病情。"

我将桂枝汤，按古方一两等于 5 克的换算，为其开原方，没有加减。

桂枝汤

桂枝 15 克，炒白芍 15 克，炙甘草 10 克，生姜（切丝）15 克，大枣（去核）12 枚。1 剂。

我又重点嘱咐他说："药煮好后，平均分成 2 份，喝完药后，再喝 1 小碗 3 两左右、热的白米粥，盖上被子，小睡 2 小时，如果睡不着，也要静卧 2 小时，让身上出点小汗，但不可以出大汗，否则，就要减少被子。2 小时后，如果病症消除，可以不用再服药，如果未愈，可以再按上面的方法，服完另一半药汁。患者回去后，严格按照我告

临证传奇·肆 中医求实

诉的方法服用，喝完第一碗药，就觉得身上出了点汗，病症好了很多，接着服用了第二次药后，病症就完全消失了。第2天，患者就停止休假，高高兴兴回公司上班工作了。

正是：

发热未必全风热，伤寒伤风也常见。

见热乱清伤脾胃，虚实寒热需辨证。

辨证思路："患者有外感史"，故而考虑外感。"发热但不是高热，体温未超过39℃"，风邪未化热或病邪未入少阳和阳明，多为低热。"怕风吹"，多为伤风。"出虚汗"，风性疏散，开发毛窍，故多出虚汗，且气虚而不固汗。"感冒发热已经两天"，正气有损，不可单用辛散耗气药。"服用板蓝根冲剂，2天后，不但热不退，还增加了全身酸软、浑身无力、不想吃饭等症状，无法正常工作"证明此病不是风热感冒之发热，而且脾胃中气因服寒凉药而受损。

组方思路：桂枝为君药，既能驱风通过汗出而达表，又能温阳益气。炒白芍，益阴敛营有止虚汗的作用，与桂枝相佐相牵，相须为用，具有发汗而过汗，止汗而留风邪的作用，实乃绝妙的阴阳配伍。生姜辛温，既助桂枝解肌，又能暖胃止呕。大枣甘平，既能益气补中，又能滋脾生津。姜、枣相合，还可以升腾脾胃生发之气而调和营卫，所以为汗液之化源。炙甘草，益桂枝以解肌，扶白芍以益阴，又能调和诸药，有益气和中之妙，实乃一药多得，助外以驱风散邪，辅内以益气安中。所以本方虽只有五味药，但配伍严谨，外可祛风邪，内可益脾胃，散中有补，故而有《伤寒论》第一方之美誉！

桂枝汤用药的加减要点：无汗体实者，恶风寒较甚者须加麻黄，独活；体虚者宜加防风、荆芥、淡豆豉，以此加强疏散风寒的力量；如果患者体质原本气虚或年高者，可加生黄芪、党参益气，以扶正祛邪；兼见咳喘者，宜加杏仁、苏子、桔梗宣肺止咳平喘。

❖ **临床经验总结**

此患者是典型的《伤寒论》中太阳中风证的桂枝汤证。"外感引起的怕风吹，有汗，低热"是本方的使用要点。因为患者受凉后，不但出虚汗，而且服用板蓝根冲剂2天后，不但热不退，而且还增加了全身酸软、浑身无力、不想吃饭，无法正常工作的症状。所以病症的治疗原则，既要外驱风退热止汗，内还需要补脾胃，益正气，滋汗源。桂枝汤正好一举两得，方药相符，2剂药即愈。

桂枝汤的配方思路是我在临床中应用比例非常高的方剂组合。无论外感疾病还是内科疾病，加减变化后皆可以应用。我粗略统计临床应用桂枝汤的配方方义，竟高达80%之上，桂枝和炒白芍的阴阳对药应用，不次于生黄芪、制附子、生石膏，实乃具有普遍性。

❷ 疑问解答

问：《伤寒论》有云："若酒客病，不可与桂枝汤，得之则呕，以酒客不喜甘故也。"这是什么原因？

答： 桂枝汤中，桂枝为辛温药，有助阳生内热的作用，炒白芍具有酸敛助湿的功用，炙甘草有补虚益气的作用，适合虚证。生姜助阳生热，大枣甘甜补中之能，所以整个方子是辛甘性温，具有补虚散寒的功能，适合虚寒证。而酒客，白酒性热而为水，常饮酒者故体热而有水饮，若再饮用辛甘性温的桂枝汤无异于火上浇油，助热填壅而呕。实际上酒客不仅不喜炙甘草、大枣之甘，同样也不喜桂枝、生姜之热和炒白芍之敛也。

问： 那是不是所有酒客（即常饮酒者）都不可以服用桂枝汤？

答： 不是！如果体质阳气虚，脾胃、大肠属于虚寒者，只要不是刚刚饮完白酒，酒性还停留肠胃时，是可以服用桂枝汤的。这样患者不但不会吐，反而有益身体和病症的治疗。平时脾胃和肠虚寒者，一喝啤酒就难受者或喝完啤酒就腹泻者，更适合桂枝汤补虚散寒的治疗病机。所以，读医书一定要明宗达义，切莫死执文字不解方义，只知酒客之文字，不知酒客是指实热湿热体质的代名词。推而广之，不仅仅是实热湿热的酒客，只要体质状态呈现实热或湿热，皆当禁服或配伍时重用桂枝汤类的辛温方剂。故而，读医书"得义废言"可以，"执言废义"误也。佛门也讲"依文解义，三世佛冤"，是为文字先生之禁戒也。

问：一会儿说桂枝是去外感之低热，一会儿又说是助阳生热，这桂枝到底是去热还是生热啊？

答：桂枝性温而甘，故而对人体能助阳气生热是毫无疑义的。但桂枝又同时具有辛性，辛而能散，能祛邪出表，故而对外感或寒或风或湿之外邪产生的郁热，具有辛开发散退热之效。所以，桂枝外可散肌表之郁热，内可助阳生热也，二者并不矛盾。

问：桂枝汤应该算作是解表剂还是补益剂？

答："一汤双用"，外感风邪时，服药后喝热粥，并盖被取微汗，则药性偏趋向于表逐外邪也，但同时补内益气之力尚在；若无外感风邪时，服药后不用盖被取微汗，则药性偏趋向于内，但祛风邪逐于表之力不失，只是略弱也。

医案 13：实热证与燥热证

2003 年夏末，我到庐山东林寺为出家师父治病。大概第 5 天时，来了一位体形略瘦，面色暗红，身高 1.8 ～ 1.9 米的知客师父。其整个舌头又黑又紫，上面一点舌苔也没有，我心一惊，此乃凶症"阴竭"。患者诉，一周前天气很热，在房间里"打坐"时门窗开着，身上出了汗，感觉风吹进体内，之后身体就很不舒服。次日，患者出现全身从内到外燥热，舌头也发热，一周没有排便的症状。患者平时身体很好，而且力气很大。

我一听，这是"汗后当风，入里化热"。赶紧按《伤寒论》的清热法与急下存阴法，将白虎汤与大承气汤合并使用，同时又外用开塞露配合，当天傍晚，大便即通，全身热势顿减。第 2 天，暗黑舌就变深红，舌苔渐生，可以饮食，身体燥热几乎没有了。第 3 天，舌头紫黑、无舌苔、身热症状，便完全消除。

辨证思路："平时身体好，力气很大，患病后还未出现气虚阳脱之象"，故而不是虚证，起码当时阶段还不是虚证。"患者觉得全身如同着了火一样，从内到外，又燥又热"，热邪，而且程度比较严重。"整个舌头又黑又紫"，热来自于阳明里证，而且程度比较严重。同时用排除可以确定不是来自太阳和少阳证，因为太阳要有"恶寒或怕风，脉浮"等伴随证，而且舌苔多是白的，同理，少阳证应有"寒热往来、胸胁苦满、不欲饮食、心烦喜呕，以及口苦、咽干、目眩、脉弦"，而且舌苔是白的或黄苔等。"一点舌苔也没有"，正常的舌苔形成，是因为体内阳气上布津液而形成。此时舌苔没有，患者体力尚可，证明不是阳气不足，而是津液不足所致，之所以津液不足一是因为全身津液被热邪所耗而不足，二是津液上布时被充斥全身的热邪所阻不能上达所致。"一周没有排便的症状"，热邪入肠而耗液则大便干，故而不通，同时证明是阳明腑实证。"门窗开着，身上出了汗后，感觉风吹进了体内，打完坐后，身体就很不舒服"，病因为汗出毛窍开，而风邪入。"第二天，开始出现全身发热，舌头也燥热，不大便的现象"，风邪入里化热的时间迅速。"这几天一直就没有吃饭"，热邪扰胃同时肠有宿便而不去也影响进食，也属于"下不通，上不开"的阳明腑实证。

综合辨证：风邪入里化实热，大便不通火上油。

治疗原则：清热泻火通便为主，滋阴下气和胃为佐。

组方思路：白虎汤清热泻火滋阴，大承气汤通便泻火下气。

药方补遗：（当时的处方没有留记录，只能根据记忆写出。）

生石膏 120～180 克，生大黄 30～50 克，芒硝（后下）50 克，生地黄 30～50 克（不确定当时是否有），知母、炙甘草、枳实、厚朴各 20～30 克。水煮空腹服用，1 天分 3～4 次服完。

方义解析：生石膏清热泻火养阴，生大黄清热泻火通便，共为君药，芒硝软坚通便为助，生地知母滋阴清热为辅，枳实厚朴理气下气为使，炙甘草益气清热解毒为和。整个方子是清热泻火通便为主，滋阴理气为助，对于体实高热伴有便秘的患者具有大便一通，热势顿减之效。

❖ **临床经验总结**

①体实邪盛，病症凶险：患者身体一向健康，而且平时力气很大，

所以虽然病证凶险，抓到病机，一旦祛除实邪，身体立即就可以恢复。但是如果不快速祛除实热，再强壮的身体也会被"耗伤阴液，阴竭阳脱"，快则再有三五天，慢则十天半月而亡。②病人就诊时，毫无表证，风邪入里已经完全化热，立显白虎汤之阳明气热证，拖延日久又合并阳明腑实证。

此类病的起因虽是外感受风，但绝对不可以用桂枝汤和辛温药，否则必火上浇油，产生坏证，甚至危证。治疗原则按清热泻火通便才符合病机，从临床中反馈，患者大便一泻，其热就有顿消的特点，所以，大便通畅与否，在此医案中属于见效的分界点。

要点提示：

①单纯的阳明实热证，身体往往很壮实，处于阳盛的状态，在笔者20多年的临床中发现单纯的阳明实热证，相对于其余五经是最少的。还有很多阳明腑实证和阳明气实证和体虚混在一起的，此时就需加扶正之药才可以。②在使用阳明实热证的方剂要注意正气的盛衰，体力的虚实，要时时顾护正气，如本医案中的患者拖延过久或原本阳气虚阴液不足，恐怕补阳益气、生津止渴之方药都要并用。③西药开塞露的辅助效果很好，有助排便，作为一个中医师不要抱有成见，有益患者的治疗方法，都不要排斥。

❷ 疑问解答

问：本医案的患者一点舌苔也没有，证明患者体内津液不足，为何滋阴的药那么少，量也不多？

答：没有舌苔的原因：①因为全身津液被热邪所耗而不足，但津液自生的功能还没有丧失。②津液上布时被充斥全身的热邪所阻不能上达所致。所以，当务之急是清热泻火通便，只要热邪祛除，津液可以立即恢复。

问：患者的配方中是不是不能加芪参附之类的扶正温热药？

答：高热正盛，大便不通，患者还没有出现气力减少，精神疲惫的现象，是不用加扶正温热药的。这样做的原因一是防止温热药被热邪所化，助热生火，二是邪实正盛时，邪去正则安。当然如果患者出现"壮热食气"的正衰的现象，就要增加芪参附之类的扶正温热药了，但要掌握好清热药与扶正的温热的比例，达到"扶正不助邪"方可。

问：何为"阴竭"证？

答：阳亢实热或阳明腑实之病症，耗伤阴液，阴竭而亡，就叫"阴竭"证。治则是清热泻火或急下存阴。

医案 14：感冒咳痰一剂效

张某，男，中医爱好者。感冒 2 天，开始胸闷，有痰白、黏、不易咳出，有点怕冷，无汗，早晚有点受凉。看中医后刚吃了 1 剂，半夜胃胀腹泻，并放了很多屁，第二天拉了 2 次大便，开始头重、关节酸痛身软、胸口满闷。服用的药方附下。

处　方

荆芥 50 克，防风 50 克，桔梗 25 克，百部 50 克，僵蚕 50 克，半夏 50 克，茯苓 50 克，葶苈子 50 克，桑白皮 100 克，玄参 75 克，连翘 75 克，芦根 75 克，甘草 25 克。

昨晚患者服了含桂枝汤的成药和胃肠感冒的药 2 次，睡了一夜出了汗，早起稍觉轻松。但周身倦软，关节还有酸痛，没有鼻塞、流涕，胃脘痞满。于是我让其服用桂枝加杏仁厚朴汤。

辨证思路："感冒 2 天"，有外感史，为外感辨证做好铺垫。"开始胸闷"，胸中阳气不足，不能充养胸廓或为痰饮，瘀血，气滞所阻。"有痰白、黏、不易咳出"，津液遇寒不化则成白痰且黏、不易咳出。"有点怕冷，无汗"，太阳伤寒表证还在。"早晚有点受凉"，进一步印证太阳伤寒表证。"看中医后刚吃了 1 剂，半夜胃胀腹泻，并放了很多屁，第二天拉了 2 次大便"，前医所用之方虽有荆芥 50 克、防风 50 克，辛温解表之药而且药量也大，但远远被玄参 75 克、连翘 75 克、芦根 75 克的寒凉药药力所盖，故而整个方子是偏寒凉沉降的，导致服药后两次大便。"开始头重、关节酸痛身软、胸口满闷"，患者所患为太阳伤寒之邪，再服整个方子偏寒凉沉降的药，攻伐体内阳气，很容易引邪入内，同时也损伤阳气输布于头，胸和全身，故而开始头重、关节酸痛身软、胸口满闷。"昨晚患者服了含桂枝汤的成药和胃肠感冒的药 2 次，睡了一夜出了汗，早起稍觉轻松"证明太阳有表证是对的，同时证明桂枝汤是有效的。"周身倦软，关节还有酸痛"，病还未痊愈和正气有损。"没有鼻塞、流涕"，太阳表证不全部出现，但不代表没有表证。"胃脘痞满"，胃气虚而不降。

综合辨证：初为太阳寒邪在表，肺气不宣化水饮而成痰，又服寒凉药，攻伐人体阳气，导致阳气不足，不能输布于头，胸和全身，服寒凉药后太阴有伤。配方必须以辛温为主，万不可再用寒凉药。

治疗原则：散寒解表，温阳化痰，养胃降气。

方性定位：桂枝汤"一方双用"外解太阳表邪，内可温阳益脾胃，略加杏仁、厚朴化痰降气止咳。

药效反馈：患者服用桂枝汤加杏仁、厚朴 1 剂，次日感觉良好，表已解，体温 36.5℃，全身舒坦，胃肠也舒服了。还有点咳嗽，遇到气味会呛咳，肺气虚，声弱无力，胸口有点塞堵，咯痰不爽。建议减量继续服用。

❖ **临床经验总结**

本患者服前医之方，药味不可为不多也，药量不可为不重也。奈何无效，反而增添"拉了 2 次大便，开始头重、关节酸痛身软、胸口满闷"，方药不符也。其误有二：病机简单，却药味庞杂，一误也；寒凉药过多，犯了"寒者寒之"之戒，二误也。根据笔者的临床经验，一般患者体实，病机简单，用药切忌庞杂；患者体虚，病机复杂，用药才要周全，方剂才需要"量大味多"的配伍。

本病案病机简单，风寒袭肺，当以辛温药解表，略佐苦温药以化痰。阳气受损，无法上升于头，故而头重、胸口满闷；阳气不能输布全身，故而关节酸痛身软。进一步验证桂枝汤符合患者病机，但中成药的药力偏小，而且缺少下气宽胸的厚朴和化痰散结的杏仁，所以才小效。

❓ 疑问解答

问：患者自己服用桂枝汤成药，为何效果不是很理想？

答：有三个方面影响了效果：①用桂枝汤算是大体上对了，但还缺杏仁、厚朴2味药。②成药相比于汤药的效果会差一些。③没有盖被取汗，所以效果也会打折。

问：为何医案中没有具体药味的克数？

答：因为患者是一名懂中医的爱好者，故而患者询问时，只告诉他方名，患者自己就回去配药了，所以医案中没有具体药的克数。药的克数按常规量即可，药量不要太大了。

问：能不能给个大概配方药量？

答：桂枝15g，炙甘草12g，生姜丝25g，炒白芍15g，大枣（擘开或去核）12枚，厚朴10g，炒杏仁12克。上药加水700毫升，微火煮取300毫升，去滓，温服100毫升。覆被取微似汗。1天服2～3次。

问：你既然说此患者是太阳伤寒证，而且患者身上是"有点怕冷，无汗"，为何不用麻黄汤，反而用治疗太阳中风"有汗"才用的桂枝汤？

答：因为患者有"看中医后刚吃了1剂，半夜胃胀腹泻，并放了很多屁，第二天拉了2次大便，开始头重、关节酸痛身软、胸口满闷"和"周身倦软，关节还有酸痛"的虚弱状态，故而不可以再服用容易耗损人体正气的麻黄汤。出于以上考虑，我选择了对人体，外可祛太阳中风，内可补阳气益脾胃的桂枝汤，然后根据咳嗽有痰，胃脘痞满增加了杏仁和厚朴。

问：如果用麻黄汤加上大量的生黄芪和附子配上姜枣，略加枳实，让麻黄汤的辛温解表止咳占四成，生黄芪补气，附子温阳，姜枣益脾胃，是不是既可解表又不伤正气？

答：善哉！这个问题值得探讨，从理论上说是可以的，只要整个方剂是辛温解表，温阳益气，健胃降气，应当都可取效的。但要注意体弱之人或有心慌气虚症状时，不可单用或重用麻黄汤，否则服用后容易耗损人体正气。

问：前医所用之方药量那么大，为何反而无效？

答：前医之方虽有辛温之药，奈何整体组成的方性是寒凉的，犯了"寒病用寒药"之戒，药量越大越误事。

问：何为药性？何为方性？

答：单独的一味中药本身的性味作用为药性，整个方剂的所有中药药性化合后的整个方剂的性味作用为方性。如一味少量的寒凉药放在大堆的温热药里，整个药方的方性就是热的。一味升发的中药放在大堆的沉降药里，整个药方的方性就是沉降的。

问：能不能详细谈谈桂枝加杏仁厚朴汤的每味药性，与整个组方后的方性？

答：**桂枝**，辛、甘，温，发汗解肌，温经通脉，助阳化气，散寒止痛。桂枝中辛甘的功能各占五成，药性是升中有降，散而能补。**白芍**，苦酸，微寒，具有养血调经，敛阴止汗，柔肝止痛，平抑肝阳等功效。胃寒反酸者需炒用或配生姜，否则胃酸加重，药性为沉降。**甘草**，甘，性平，入心、脾、肺、胃四经（还入肝、大肠经）。生用偏凉，可泻火解毒、缓急止痛；炙用偏温偏补，能散表寒、补中益气。此外，甘草还善于调和药性，解百药之毒。生用药性偏沉降，炙用药性偏升发。**生姜**，辛、微温，归肺、脾、胃经（也归肝经），发汗解表，温中止呕，温肺止咳，解鱼蟹毒，解药毒。适用于外感风寒、头痛、痰饮、咳嗽、胃寒呕吐；在遭受冰雪、水湿、寒冷侵袭后，急以姜汤饮之，可增进血行，驱散寒邪。药性是升发的为主，但因为药性能散寒化饮，故而可以间接的沉降肠胃中之水饮及引起的逆气上冲。**大枣**，甘，温，归脾、胃经（也归肺、肝、大肠经）。补中益气，养血安神。用于脾虚食少，乏力便溏，妇人脏躁，药性为缓升。**炒苦杏仁**，苦辛，微温；有小毒，需炒和去皮尖，方可减少毒性。宣肺止咳平喘，润肠通便、适宜于风邪、肠燥等实证之患。凡阴亏、郁火者，则不宜单味药长期内服。药性为六七分沉降中，有三四分升散。**厚朴**，苦；辛；性温；归经：脾经；胃经；大肠经（也归肝经、肺经）。行气消积；燥湿除满；降逆平喘。主治：食积气滞；腹胀便秘；湿阻中焦，脘痞吐泻；痰壅气逆；胸满喘咳。苦味的药性为六七分，发挥沉降下气宽胸作用，辛味的药性有三四分，发挥升散理气作用。综合以上各个药性加上克数所得桂枝加杏仁厚朴汤的方性是，辛、苦、甘，温。整个方的方性，若按十成算，八九成全是温的，只有白芍一味微寒性；方味按十成算的话，辛占四成，甘占三，苦占二成，酸占一成。整个的方性是温热补阳的，配以辛味外而驱寒、内可理气，甘可补益，苦可降逆，故而可以治疗外感风寒引起的咳喘及胃胀不降的病症，同时具有温阳的补益作用。

问：前医之方有半夏、百部、桔梗化痰止咳之药，为何用药咳嗽不但没有减少，反而增加了别的病症？

答：此病造成咳嗽的根本原因是外有太阳寒邪，肺气不宣，内又阳气不足才产生的痰饮不化，用药配方的重点在于，祛邪宣肺补阳，这样少用甚至不用化痰的药，痰也可以化，否则，单用化痰药是很难取效的。何也？本末倒置也！

问：看你的医案，大多数是药味多，药量大，为何此医案反而少了？

答：哈哈！从身体素质来说：此患者平时身体健康尚可。从患者受邪来说：是太阳伤寒轻证之肺气不宣，故而组方只要略为祛寒邪，益阳气，降逆气，即可祛病，药不需大量，药不需多味。

而我药味多，药量大的医案，若非久病体虚之体，就是多年顽固病或病症庞杂的复杂证，与此医案的体、病、证三方面的程度是有本质不同的。

医案 15：小儿扁桃体发炎的治疗

陈某家中五六岁的女儿，得了西医所说的扁桃体炎，并伴有全身发热，打了 2 天点滴，效果不大。我详细询问病症后，知道患者除了扁桃体突然发炎外，身体健康一向尚可，别无他病，便开方如下。

处 方

柴胡 24 克，黄芩 15 克，姜半夏 25 克，党参 30 克，生姜 50 克，炙甘草 15 克，生甘草 15 克，大枣（去核）12 枚，生石膏 80 克。水煮服用，每天 1 剂，每 4 小时服药 1 次，连服 2 剂。

2 天后，陈某告知患者发热已退，扁桃体基本痊愈。他想让患者多服几剂，防止复发。但患者不喜姜味，故询问再煮药时能否把生姜去掉。我一听，赶紧郑重地说："不可以把生姜去掉。因为方中生石膏、柴胡、黄芩，皆是退热的寒凉药，为了防止苦寒伤胃，才放了 50 克生姜，使得整个药方清热不伤脾胃，护中焦而不碍清热。你一去掉生姜，不但容易伤脾胃，而且正气受损，反而更不容易退热了！"

正是：

经方配伍妙难思，清热不碍护脾胃。

杀敌扶正两并存，方药切记莫用绝。

❖ 临床经验总结

临床时药量的多少，不是医生说了算，也不是患者说了算，而是患者的病情和体质说了算。药量大小要以病情和患者体质的实际情况，为主、为先、为本，而宏观的大体规律，如男女老少年龄，为次、为后、为标。此医案患者虽五六岁，但平时一向健康，同时小柴胡汤加生石膏的配方中又有参、草、姜、枣等扶正药，故而清热药量可以大一些，既不伤正气，又不损脾胃，更能清热迅猛，一两剂即可"斩病邪于马下"。

医案篇

医案 16：支原体感染三剂见效

患者，女，3岁。咳嗽半月，医院诊断为支原体感染，输液也没好。患者偏瘦，大便头干，一天一次，一开始烧了3天，现在不烧了，就是干咳厉害。

青龙虎啸汤（3～5天喝完）

制附子（有毒，须先煮1.5小时）30克，麻黄15克，桂枝35克，炒白芍15克，干姜20克，细辛15克，乌梅20克，炙甘草15克，姜半夏25克，生黄芪100克，生石膏60克，生龙骨30克，生牡蛎30克，炒白术20克，泽泻30克，党参20克，杏仁15克，生姜丝100克，大枣（掰开）12枚。每天1剂，连服3剂，上、下午各喝一次，发作时加服1～2次。

药效反馈： 患者喝了3天的量，病症明显减轻。

❖ 临床经验总结

此医案的患者仅3岁，用药切忌单用和重用"辛散"之药来耗散人体正气。也不可以单用生黄芪、党参，以免"助邪留患"。用药必须按照"祛邪不伤正，扶正需祛邪"的原则来配伍，方可以达到预期疗效。青龙虎啸汤可以标本兼治，正适合此患儿，一剂药分几天服完，自然等于减量。

医案 17：剧烈咳嗽致肋骨疼痛的治疗

一患者之子为其母亲在微信上求诊：我妈妈前段时间感冒，然后咳嗽，吃了些中药不见效果。晚上躺下就咳，白天还好。以前得过这个病症，当时服用"青龙虎啸汤"后，就康复了。是否可以继续服用？

患者之子发了一个在网上流传的"青龙虎啸汤"方给我。

青龙虎啸汤

生黄芪 180 克，蒸附子 30 克，麻黄 20 克，桂枝 20 克，炒白芍 20 克，干姜 20 克，细辛 20 克，炒乌梅 20 克，炙甘草 20 克，姜半夏 20 克，杏仁 20 克，葶苈子（布包）15 克，炒白术 20 克，茯苓 20 克，泽泻 36 克，生石膏 80 克，生姜丝 60 克，大枣（去核或掰开）12 枚。每天 1 剂。

我一看患者舌淡苔白，便让患者可以再服"青龙虎啸汤"。几天后反馈，患者服药后已经不咳了。

❖ 临床经验总结

本病的患者因为是网诊，条件所限，无法获得更多的四诊信息。但从患者以前服用过"青龙虎啸汤"的经历看，取得过效果，所以才按"效不更方"的原则，继续使用此方的。另外从患者之子提供的信息中，没有发现"燥热"和"阴虚"的病症信息，这叫从反面排查法。基于以上两点，所以笔者才敢放心给患者使用"青龙虎啸汤"。

医案 18：干咳微喘三剂见效

2017 年一位在缅甸修行的出家师父，最近干咳，并且还稍稍有些喘，不能打坐很痛苦。舌淡，苔白，虚寒之咳嗽无疑。于是我将桂枝加杏仁厚朴汤的方子发了过去。

桂枝加杏仁厚朴汤

桂枝 15 克，炙甘草 12 克，生姜丝 25 克，炒白芍 15 克，大枣（擘开或去核）12 枚，厚朴 10 克，炒杏仁 12 克。上药加水 700 毫升，微火煮取 300 毫升，去滓，温服 100 毫升。覆被取微似汗。1 天服 2 ～ 3 次，连服 3 剂。

3天后反馈，吃了3剂，咳嗽基本痊愈，只是走路快时还会有些咳喘。

❖ **临床经验总结**

《伤寒论》曰："太阳病，下之微喘者，表未解故也，桂枝加厚朴杏子汤主之。喘家，作桂枝汤，加厚朴杏子佳。"咳喘病人只要是感冒引起，体弱，怕风，严重者，舌淡苔白者，或者汗出，脉缓者，皆可以应用桂枝加厚朴杏子汤。

医案 19：重感冒两剂愈

赵某，年近50岁。很高很胖，平时尚属健康，重感冒2天，怕冷、无汗，浑身疼痛，后背发紧，点滴无效。此为太阳伤寒，阳虚无法鼓邪外出之证。于是将葛根汤与麻黄附子细辛汤并方，驱风散寒的同时防止阳虚而脱。

～☙ 处 方 ❧～

麻黄15克，桂枝15克，炙甘草5克，杏仁12克，炒白芍15克，葛根30克，生姜丝50克，大枣（去核）12枚，细辛5克，蒸附子15克。每天1剂，连服2剂。喝完药后，盖上被子取微汗，但不可以大汗。

药效反馈：2剂后，其病即愈。

辨证思路："平时尚属健康"，忽得感冒，故而考虑外感。"怕冷"，平时没有怕冷，突然怕冷，多为外寒。"无汗"，寒邪导致毛窍闭塞故而无汗，浑身疼痛，郁则疼痛。"后背发紧"，背为全身阳气升发之主道，且太阳膀胱经所行之地，故阳气不阻或邪郁多能发紧。

综合辨证：风寒感冒，寒郁全身之气机，太阳膀胱经不通。

组方思路：麻黄、细辛、蒸附子、桂枝、生姜丝，共同为祛寒邪、开毛窍之主药，而且附子既能驱寒还有大补人体元阳的功用，桂枝散寒也补阳，细辛散寒而长于止痛，生姜散寒而暖胃具食疗之特点。炙甘草调和诸药而补中益气为和药，杏仁辛温能升阳散寒为辅药，又能降而除逆气，止咳化痰，炒白芍缓急止痛，且能滋阴，防止众多辛温药耗阴化燥为佐药，葛根是后背颈项的引经药，且通经脉为使药，为主药，大枣为补气生液，健脾益胃不容小瞧。盖上被子取微汗一法以助药，事半功倍，但不可以大汗，防止过汗，散气耗阴，以中病为度。

加减要点： 如果患者有汗，一定要减麻黄的量或者去掉麻黄，可以增加桂枝、炒白芍的量，也可以加生黄芪、防风、炒白术。原本气虚或感冒后气虚症明显者，需加芪参，阳虚者附子加量，阴虚者加熟地黄、山茱萸、二冬（麦冬、天冬），血虚者加当归、炒白芍，以似类同，原有痼疾加重者，需增之但需掌握好度。如患者身体原本阴阳气血虚，但不严重，未同新感混在一起加剧，就以"祛邪为主"或略加扶正药即可，感冒好了，再慢慢调理痼疾。小孩用量要视情况而减。

❖ **临床经验总结**

此患者是典型的风寒感冒中的葛根汤证。"外感引起的怕冷，无汗，疼痛"是本方的使用要点。因为患者体质不是很虚，突然受寒所致，所以病症虽然急，病人很痛苦，但2剂药，即可"邪去体安"。

应用扩展： 此方不仅仅可以治疗风寒感冒、肺炎、气管炎等外感类的肺系疾病，而且对于脾胃虚寒、寒性痛经、风湿性关节炎以及全身一切脏腑遇冷即不适的患者，体质不是很虚弱皆可以应用。如果是阳气不足引起的心慌，头晕必须加大量的生黄芪、党参、制附子，不但不耗气伤阳，反而将辛温药化为疏通气血，被笔者所用，以后还会专门进行阐述。

❓ **疑问解答**

问： 方中为何有主药，未见君药？

答： 麻、附、桂皆为主药，实不好强分何者为君？何者为臣？况

医案篇

君臣佐使，在所有的方剂研究中，只适合大多数的划分方法，还有少部分，是不适合君臣佐使的划分方法的。如果此方非要分出君的话，麻、附二药不可少也。

问：临床中什么病见效快，什么病见效慢？有没有规律？

答：一般规律是"元气亏损，体虚病重见效慢；元气充足，体实病重者见效快；元气充足，体实病轻者见效更快甚至自愈"。本医案的"重"感冒是病症"急重，痛苦剧烈"，但非元气虚，体质弱，否则就未必2剂能愈，或病症虽除，体虚需善后调养了。作为一个医者立体地看待疾病发展和看清患者体质的底蕴，十分重要。

医案20：薯蓣饮治劳瘵发热（《医学衷中参西录》）

张锡纯是清末民初著名临床中医家，甚至有"前有张仲景，后有张锡纯"的说法。

张锡纯说："治劳瘵发热，或喘或嗽，或自汗，或心中怔忡，或因小便不利，致大便滑泻，及一切阴分亏，生怀山药（四两，切片），煮汁两大碗，以之当茶，徐徐温饮之。"山药之性，能滋阴又能利湿，能滑润又能收涩。是以能补肺补肾兼补脾胃，且其含蛋白质最多，在滋补药中诚为无上之品，特性甚和平，宜多服常服耳。

尝治一室女，温病痰喘，投以小青龙加石膏汤，又遵《伤寒论》加减法，去麻黄加杏仁，喘遂定。时已近暮，一夜安稳。至黎明喘大作，脉散乱如水上浮麻，不分至数，此将脱之候也。取药不及，适有生山药两许，急煮汁饮之，喘稍定，脉稍敛，可容取药，方中仍重用山药而愈（详案在仙露汤下）。

一室女，月信年余未见，已成劳瘵，卧床不起。治以拙拟资生汤，复俾日用生山药四两，煮汁当茶饮之，一月之后，体渐复初，月信亦通。

一妇人，产后十余日，大喘大汗，身热劳嗽。医者用黄芪、熟地黄、白芍等药，汗出愈多。后愚诊视，脉甚虚弱，数至七至，审证论脉，似在不治。俾其急用生山药六两，煮汁徐徐饮之，饮完添水重煮，

临证传奇·肆　中医求实

一昼夜所饮之水，皆取于山药中。翌日又换山药六两，仍如此煮饮之。三日后诸病皆愈。

一人，年四十余，得温病十余日，外感之火已消十之八九。大便忽然滑下，喘息迫促，且有烦渴之意。其脉甚虚，两尺微按即无。亦急用生山药六两，煎汁两大碗，徐徐温饮下，以之当茶，饮完煎渣再饮，两日共享山药十八两，喘与烦渴皆愈，大便亦不滑泻。

直隶青县张某来函：

侄女，已于归数载，因患瘰证成痨，喘嗽不休，或自汗，或心中怔忡，来函索方。余揣此系阴分亏损已极所致。

俾先用一味薯蓣饮，每日用生怀山药四两，煮汁两大碗，当茶频频温饮之。不数剂，喘定汗止，咳嗽亦减轻。继又兼服薯蓣粥，作点心用之，渐渐痊愈。

奉天法库县万某来函：

家慈患痰喘咳嗽病，三十年于兹矣。百方不效，且年愈高，病愈进。乃于今春宿病既发，又添发灼、咽干、头汗出、食不下等证。生虽习医，此时唯战兢不敢处方，遂请一宿医诊视，云是痰盛有火，孰知是肺气与脾阴肾阴将虚竭也。与人参清肺汤，加生地、丹皮等味，服二剂，非特未效，遂发灼如火，更添泄泻，有不可终日之势。于是不敢延医，自选用资生汤方，服一剂，亦无显效。转思此时方中于术、牛蒡子、鸡内金等味有未合也。因改用一味薯蓣饮，用生怀山药四两，加玄参三钱。服一剂见效，二剂大见效，三剂即病愈强半矣。后乃改用薯蓣粥，用生怀山药一两为细末，煮作粥，少调以白糖，每日两次，当点心服之。又间进开胃之药。旬余而安。

 心脑血管系统疾病（附医案 29 则）

医案 1：两味中药治中风

2000 年春节，遇到一位七旬老人，是半身不遂二次发作的患者。

　　患者在十年前，就曾得过半身不遂，并留下了右手不能持物、右脚无力、需左手持棍方可缓慢行走的"中风"后遗症。患者此次"中风"发作，变成了双腿皆无法走路，吃年饭时，需两位孙子扶架到饭桌前。

　　我为其医治，先开的是补阳还五汤，药味未增减，但加大了药量。患者服了6剂药后，病症丝毫没有改善。患者家人说"治不好了，这都是第二次发作了"等想放弃治疗的话。所幸患者本人对我十分有信心，强烈请求继续治疗。我自忖：该患者第二次"中风"发作，刚刚半个月，如果说让其恢复到十年前的状态是不可能的，但是恢复到第二次发作前，持棍行走的状态，应该没问题。

　　于是我便继续开方治疗，因患者家庭经济困难，地龙、红花、桃仁相对来说皆比较贵，我便取补阳还五汤"大补元气，活血化瘀"之方义，仅用生黄芪220克、三棱30克、莪术75克，水煮服用。患者吃头3剂药时，大便次数偏多偏稀，但精神不萎，气力不减。我告诉患者："这是活血排瘀，新陈代谢旺盛的好现象。"患者深信不疑，继续服用，因为家庭经济困难，三棱价格比较贵，索性三棱也减掉，为了不影响疗效，加大了价格便宜的莪术量到120克，又开了3剂。患者在服药的第3天早晨，惊喜来告："能走了，能走了，我又可以自己单独行走了。"我一看患者果然不用别人架着，又恢复到第二次中风之前的状态了。

　　患者还特别惊喜地告诉我一个神秘现象："今天早晨天要亮时，我迷迷糊糊听到有一个声音在自己耳边说'快起来走去，快起来走去'。然后，我起来就能走了，你说奇不奇怪？"患者信仰佛教，我怕其执着于虚幻的神秘现象，于是哈哈一笑说："这是因为你吃了药以后，体内产生了变化，影响了你大脑的神经，产生的一种幻听反应，不足为奇。"然后我详细地询问了患者服药前后的对比情况。患者说："吃了这个药以后，大便更稀了，感觉胸口也不堵了（患者就诊前从未说过有胸堵的现象），胸口有种突然被打开的感觉，然后四肢就有力气了，眼睛看东西也比以前清楚了很多。"

　　我恍然大悟：脾胃主中气，主四肢，主运化，若体内中气不足，或有食积，或有瘀血堵塞中焦，必然影响到四肢。这使我联想小时候打闹，如果打到心窝部位，被打的人立马就会蹲下，一时全身瘫软，四肢无力，这不就是中焦气机受阻，不能运达四肢，而手脚无力的表现吗！半身不遂的得病机制中，脾胃中气受阻，与外力受打击的反应有很大的相似性，只不过半身不遂是病理性的，加上元气大亏，非治疗难以恢复。况且人体中气足了，气升上来，自然眼睛视力，也会得到改善，而莪术不但有活血化瘀，还有消积导滞的作用，加上大补元气的生黄芪作后盾，正好一举三得，故而此病才能速愈。

我欣喜不已，从此以后治疗虚证半身不遂、脑供血不足、脑萎缩、脑梗死等证，在重用生黄芪和活血化瘀的中药时，往往同时重加莪术或配以其他消积化食导滞的药，如山楂、麦芽、神曲等，疗效在以前的"补气活血"的基础上，大大提高了疗效。我还"举一反三"将"芪莪组合"用在老年人视力下降方面，也都是效果不凡。真是"只要你有心，病人也是好老师"，非亲历不得其味。

❖ 临床经验总结

有关半身不遂的病因，清末名医王清任在《医林改错》说：君言半身不达，亏损元气，是其本源，由此创立了以生黄芪为君的名方"补阳还五汤"。黄芪，味甘，气微温，专于气分而达表，所以能补元气，充腠理，治劳伤，长肌肉。常年服用生黄芪配以生葛根，具有大补元气，升清养脑之效。黄芪入手太阴、足太阴、手少阴之经，其功用甚多，而其独效者乃补气之圣药，可升可降，气药之长也。专补气固血，多用黄芪补气加固血，如女性气虚之崩漏血已倾盆而出，将绝未绝之即，元气一旦解散，顷刻亡矣。此时重用生黄芪而为急救，多可成功也。故而，治疗本医案之病，用药必须用大补元气之药时，非黄芪莫属。而生黄芪除了大补气外，还有流通性，治疗半身不遂最佳。黄芪增入莪术则补而不壅，通络而不伤正气。莪术味苦、辛，气温，无毒。入肝、脾二经，血分中药也。专破气中之血，癖可去，止心疼，通月经，消瘀血，治霍乱，泻积聚，理中气。行气破血，消积止痛。用于癥瘕痞块，瘀血经闭，食积胀痛；早期宫颈癌。

医案 2：腔隙性脑梗死十三剂痊愈

患者，邓某，男。患有"腔隙性脑梗死"，在医院治疗半个月，头痛和呕吐一直没有缓解。我将自己经常治疗心脑血管病的"元阳升降汤"略为加减，发过去了。

❧ 元阳升降汤加减 ❧

生黄芪 180 克，桂枝 50 克，炒白芍 50 克，制附子（有毒，需要先煮 1.5 小时）40 克，生龙骨 50 克，生牡蛎 50 克，干姜 20 克，炙甘草 30 克，生地黄 30 克，川芎 15 克，黄芩 15 克，柴胡 30 克，姜半夏 25 克，党参 30 克，炒白术 30 克，茯苓 30 克，泽泻 36 克，栀子 15 克，淡豆豉 30 克，怀牛膝 30 克，葛根 60 克，麻黄 15 克，细辛 15 克，白芷 15 克，生姜丝 50 ～ 100 克，大枣（去核）12 枚，赤小豆 100 克，核桃仁 100 克。一天 1 剂，连服 3 剂。方中药量非常大，第 1 次先喝 1/10 的量，身体没有不适，再逐步加大药量。

药效反馈： 吃到第 4 ～ 5 剂时，头就不痛了，也不呕吐了，一连吃了 13 剂。在医院拍脑 CT，腔隙性脑梗死完全康复。

医嘱： 脑梗死多是本虚标实，将这个方子打成粗粉，煮来常吃，防止脑梗复发。

辨证思路： 此医案是转述，当时只给了两个病症头痛和呕吐的信息。只好围绕这两个主症，探讨一下。

头痛　中医主要分为外感与内伤，头痛既是一种常见病证，也是一个常见症状，可以发生于多种急慢性疾病过程中，有时亦是某些相关疾病加重或恶化的先兆。《东垣十书》指出外感与内伤均可引起头痛，据病因和症状不同而有伤寒头痛、湿热头痛、偏头痛、真头痛、气虚头痛、血虚头痛、气血俱虚头痛、厥逆头痛、太阴头痛和少阴头痛。

可见头痛的病因十分繁琐。

呕吐 呕吐是由于胃失和降、胃气上逆所致的以饮食、痰涎等胃内之物从胃中上涌，自口而出为临床特征的一种病症，病因同样复杂。《症因脉治·呕吐》说："痰饮呕吐之因，脾气不足，不能运化水谷，停痰留饮，积于中脘，得热则上炎而呕吐，遇寒则凝塞而呕吐矣。"《济生方·呕吐》云："若脾胃无所伤，则无呕吐之患。"《温病条辨·中焦篇》也谓："胃阳不伤不吐。"呕吐的病位在胃，与肝脾有密切的关系。

总之，仅仅根据头痛和呕吐这两个病症是不好开方用药的。幸好，笔者多年临床总结了一首大补元阳为主，兼以升清降浊为辅，化痰活血为助的心脑同治兼以调理肝胃的验方"元阳升降汤"，勉为其难开给患者，没想到效果非常好！

❖ **临床经验总结**

西医的腔隙性脑梗死，中医原无此名，但可以从中医的"中风证""眩晕证""呕吐证"找出类似的病机。眩晕病证，历代医籍记载颇多，如《灵枢·卫气》认为"上虚则眩"，《灵枢·口问》说"上气不足，脑为之不满，耳为之苦鸣，头为之苦倾，目为之眩"，《灵枢·海论》认为"脑为髓海"，而"髓海不足，则脑转耳鸣"，认为眩晕一病以虚为主。故而，本医案重用生黄芪180克、桂枝50克、制附子40克就是针对"上虚则眩"的病机来配方的。

汉代张仲景认为痰饮是眩晕发病的原因之一，为后世"无痰不作眩"的论述提供了理论基础，并且用泽泻汤及小半夏加茯苓汤治疗眩晕。宋代以后，进一步丰富了对眩晕的认识。元代朱丹溪倡导痰火致眩学说。本医案中用姜半夏25克、炒白术30克、茯苓30克、泽泻36克就是根据"无痰不作眩"论述而配方的。

医案3：严重头晕卧床不起的治疗

王某，男，83岁，山西阳泉人。严重头晕，全身感觉在振动，恶心呕吐，一生气时就加重，胃胀，一喝水就想吐。当时请我看病时人半躺在床上，无法下地行走，舌头偏暗紫，右脉细，左脉数。

辨证思路： "男，83 岁"，年高体衰，元阳不足，生黄芪、蒸附子、党参不可少，用药切忌单用攻伐药。"严重头晕"，阳气不升，浊饮不化，皆可以出现此种病症。"全身感觉在振动"，阳气不升于头也，水饮泛溢，类似于《伤寒论》中的真武汤。"恶心呕吐"即胃气不降。"一生气时就加重"说明肝郁气滞，柴胡、香附当有。"胃胀"说明脾胃不运化。"一喝水就想吐"，胃有水饮，姜半夏、生姜不可少。"病人半躺在床上，无法下地行走"，病情严重，用药需谨慎。"舌头偏暗紫"，有血瘀证。"右脉细"，肺气虚。"左脉数"，肝郁有热。

综合辨证： 元气大虚，元阳不足，痰饮上逆，兼有肝气郁结。

治疗原则： 大补元气，回阳救逆，化痰降逆，疏肝理气。

元阳升降汤加减

蒸附子 30 克，姜半夏 25 克，干姜 25 克，炙甘草 20 克，炒白术 25 克，泽泻 36 克，桂枝 25 克，茯苓 25 克，莪术 75 克，生黄芪 180 克，生龙骨 50 克，生牡蛎 50 克，枳实 30 克，厚朴 15 克，柴胡 30 克，党参 30 克，川芎 10 克，香附 10 克，炒白芍 15 克，生石膏 80 克，生姜丝 100 克，大枣（去核）12 枚。水煮服用，连服 3 剂。

药效反馈： 3 剂药后，患者头不晕了，也能起来走路了。

❖ **临床经验总结**

明代张景岳在《内经》"上虚则眩"的理论基础上，认为眩晕的病因病机"虚者居其八九，而兼火兼痰者，不过十中一二耳"。所以凡治上虚者，尤当以兼补气血为最，故而，首选具有大补元气、升清降浊、化痰化瘀功效的"元阳升降汤。"

医案 4：前庭神经炎三剂效

患者，女，48 岁。主症：头很晕，恶心，呕吐，人很瘦，这几天便秘，月经没有来，患者的舌苔照片，不是舌红苔黄。

辨证思路："女，48 岁"，人体阳气处于下降阶段。"头很晕"，阳气不升于头，或痰饮不降皆可为患。"恶心，呕吐"，胃气不降或胃有水饮。"人很瘦"，身体弱，慎单独用攻伐药。"这几天便秘"，气虚大肠的新陈代谢功能弱。"月经没有来"，气血不足。"舌苔照片，不是舌红苔黄"排除实热证。

综合辨证：元阳不足，痰饮不化，胃气不降。

治疗原则：大补元阳，化痰消饮，养胃降气。

元阳升降汤模板方

生黄芪 180 克，桂枝 50 克，炒白芍 50 克，制附子（有毒需要先煮 1.5 小时）40 克，生龙骨 50 克，生牡蛎 50 克，干姜 20 克，炙甘草 30 克，生地黄 30 克，川芎 15 克，黄芩 15 克，柴胡 30 克，姜半夏 25 克，党参 30 克，炒白术 30 克，茯苓 30 克，泽泻 36 克，栀子 15 克，淡豆豉 30 克，怀牛膝 30 克，葛根 60 克，麻黄 15 克，细辛 15 克，白芷 15 克，生姜丝 50～100 克，大枣（去核）12 枚，赤小豆 100 克，核桃仁 100 克。1 天 1 剂，连服 3 剂。

药效反馈：患者服后当天头就不晕了。

❖ 临床经验总结

元阳升降汤适应证十分广泛，笔者也是第一次听说前庭神经炎，但按中医辨证进行理法方药，治疗效果却比西医还好！可见，不管西医叫什么病名，只要会中医的辨证，就可以进行有效治疗。

正是：

西医万变应万变，中医不变应万变。

千变万变实不变，不变方能应万变。

医案 5：头晕头痛走路欲倒三剂缓解

胡某，女，67 岁。头晕十几天，一走路就想摔倒，头痛，头顶前额疼痛，舌淡有齿痕，早起，口苦，口干，心烦，胃灼热，胸闷，心慌，受惊的感觉。左手心肝脉数浮，肾沉，整体脉濡缓有活力，右手肺沉弱，脾肾数。

辨证思路： "女，67 岁"，年高体弱，切忌单用攻伐药。"头晕十几天，一走路就想摔倒"，阳不升清，浊阴不降，皆可为患。"头顶前额疼痛"，外感，内伤，阳虚，气虚，血瘀，痰饮皆可为患。"舌淡有齿痕"，脾虚，气虚。"口苦，口干"，肝郁有热，少阳病症。"心烦"，心有热。"胃灼热"，胃有热。"胸闷，心慌"，心阳不足。"受惊的感觉"，心神不宁。"左手心肝脉数浮"，心肝有热。"肾沉"，肾阳不足。"整体脉濡缓有活力"，气虚。"右手肺沉弱"，肺气虚。"（右手）脾肾数"，有郁热和浮热。

综合辨证： 元气不足，心肾阳虚，虚阳上浮，痰湿上逆，肝郁膈热。

元阳升降汤模板方

生黄芪 180 克，桂枝 50 克，炒白芍 50 克，蒸附子 40 克，生龙骨 50 克，生牡蛎 50 克，干姜 20 克，炙甘草 30 克，生地黄 30 克，川芎 15 克，黄芩 15 克，柴胡 30 克，姜半夏 25 克，党参 30 克，炒白术 30 克，茯苓 30 克，泽泻 36 克，栀子 15 克，淡豆豉 30 克，怀牛膝 30 克，葛根 60 克，麻黄 15 克，细辛 15 克，白芷 15 克，生姜丝 50～100 克，大枣（去核）12 枚，赤小豆 100 克。1 天 1 剂，连服 3 剂。药量比较大，第一顿先少喝，身体适应，再逐步加量。

药效反馈：3 剂药后，其子告知，所有病症大大缓解，又抓 3 剂药而去。

❖ **临床经验总结**

患者 67 岁，年高多为元阳亏虚证，故而用药须有附子。舌淡有齿痕，多为气虚，用药需有生黄芪。早起口苦、口干、心烦、胃灼热，这些症状是肝郁膈热的表现，柴胡、黄芩、栀子、淡豆豉不可少也。胸闷、心慌、受惊的感觉，此为心阳气不足。心神不安，附子、桂枝、炙甘草、生龙骨、生牡蛎需当配伍。综合病症信息，"元阳升降汤"正符合本病的病机。

医案 6：根治长年后脑顽固疼痛

张某，温州推拿师。长年患有后脑疼痛的病症，如果遇风吹或受冷就立即发作，发作时整个头部连着头皮都会胀痛。患者以前头部受过外伤，发作时受伤的部位疼痛会更加剧烈。

辨证思路："长年后脑疼痛"，久病多虚。"遇风吹或受冷就立即发作"，外则太阳表虚，内则阳气不足，则怕风畏冷。"头部受过外伤，发作时受伤的部位疼痛会更加剧烈。"既有瘀滞使皮肤受损又因正气不足不充养所致。

综合辨证：阳气不足，肾虚亏脑，寒袭血瘀。

治疗原则：大补阳气，补肾养脑，散寒化瘀。

医案篇

━◆◆◆ 处 方 ◆◆◆━

蒸附子 30 克，麻黄 10 克，细辛 5 克，生黄芪 120 克，桂枝 15 克，炒白芍 15 克，川芎 15 克，桃仁 12 克，红花 6 克，白芷 15 克，补骨脂 30 克，枸杞子 30 克，杜仲 30 克，核桃仁 30 克，党参 30 克，炒白术 10 克，炙甘草 15 克，干姜 15 克，生姜丝 100 克，大枣（去核）12 枚。水煮服用，1 天 1 剂。

药效反馈：服药十几剂后，多年头痛的症状基本消失。患者春节期间去厦门旅游，回来后高兴地告诉我："去海边的时候，头部被风吹，头也不痛了，要是以前是不行的。"我于是教他将此药加大十倍的量，熬制成膏方以善后，用来补养脑神经和调整脑供血循环。

❖ **临床经验总结**

本医案的病症在传统中医属于"脑痛"范畴，外邪入脑所致的头脑剧痛。《中藏经·卷中》认为，脑痛多因风热或寒邪或风寒湿邪入脑所致。《医钞类编·卷十二》曰："冬月大寒入脑，令人脑痛连齿痛，名曰脑痛，肾虚者多患之。"故而，本医案按照"大补阳气，补肾养脑，散寒化血瘀"的治疗原则而取得疗效。

医案 7：脑痉挛致头晕三剂效

张某，男，55岁。长期脑痉挛，这两年伴有顽固失眠，严重时整宿无法入睡。每天下午则头昏浑沉，舌苔白厚，手易凉，曾在大医院，多方治疗无效，故来求诊。

辨证思路：元气不足不能上充于头则头昏浑沉，元阳不旺不能温煦手脑则手凉，脑痉挛，阳气不足则无法收敛神魂而失眠。

治疗原则：大补阳气，重镇安神，兼以化痰。

--- 处 方 ---

生黄芪180克，蒸附子40克，桂枝30克，炒白芍20克，麻黄15克，细辛10克，姜半夏30克，生龙骨30克，生牡蛎30克，酸枣仁10克，炒白术20克，党参30克，夜交藤10克，茯苓20克，炙甘草30克，生姜丝50～100克，大枣（去核）12枚，核桃仁100克。1天1剂，3剂。

药效反馈：3剂药后，头昏浑沉，手凉全部好转，但睡眠改善不大。

医案8：心慌头晕三剂愈

丁某，女，40多岁。最近几天心慌，心一烦就冒虚汗，如果向左面侧躺，则心跳加速。同时伴有口干、口渴、口苦，头晕昏沉严重，双眼痒病症有半个月了，有点事就爱生气。患者每天躺下半个小时不能入睡，半夜2点睡醒后就更无法入睡，脉浮细，舌有齿痕，苔白。

辨证思路："女，40多岁"，阳气下降的阶段。"心慌，冒虚汗，向左面侧躺，则心跳加速"，心阳气不足。"口干、口渴、口苦"，肝胆郁热，少阳病症。"头晕昏沉，双眼痒病症有半个月"，阳气不足，不能升发于上。"爱生气"，肝郁。"每天躺下半个小时不能入睡，半夜2点睡醒后就更无法入睡"，肝郁，心神不宁。"脉浮细"，虚脉。"舌有齿痕，苔白"，阳气不足的舌苔。

综合辨证：心肾阳虚，肝郁有热，清气不升，浊阴不降。

治疗原则：补心肾阳，疏肝散热，补气升清，化痰降浊。

医案篇

元阳升降汤加减

生黄芪180克，蒸附子40克，干姜30克，炙甘草30克，柴胡30克，黄芩15克，姜半夏30克，党参30克，栀子15克，淡豆豉30克，桂枝50克，炒白芍50克，生龙骨50克，生牡蛎50克，葛根60克，麻黄15克，细辛15克，泽泻36克，炒白术30克，茯苓30克，荆芥15克，防风15克，生石膏80克，白芷15克，生地黄30克，川芎15克，生姜丝50～100克，大枣（去核）12枚，赤小豆100克，核桃仁100克。1天1剂，连服3剂。

药效反馈：1剂药后，患者头不晕了，口干、口苦、心慌、冒虚汗也都有减轻，3剂服完，所患病症消失。

❖ 临床经验总结

患者病症中的心慌、心烦、冒虚汗，如果向左面侧躺，则心跳加速，很明显是心阳气不足。口干、口渴、口苦，有点事就爱生气，则是肝郁的少阳病症。头晕昏沉严重，舌有齿痕苔白，为气虚不上升于脑。失眠症为心神不宁，需用龙骨、牡蛎以镇静安神。综上所得，患者十分适合"元阳升降汤"的治疗范围。

医案9：严重头晕心慌出虚汗的治疗

应某，女，重庆人。这两天躺在床上，只要侧着睡，就头晕得厉害，而且恶心、心慌，同时感觉前额不舒服，老像没睡醒，虚汗很多。

综合辨证：阳气虚不升清，少阳证合并卫虚营弱证。

治疗原则：补阳升清，和解少阳，调和营卫，固表止汗。

❀ 处 方 ❀

柴胡30克，黄芩10克，姜半夏20克，党参30克，生姜30克，大枣（掰开）12枚，炙甘草20克，桂枝30克，炒白芍30克，生龙骨30克，生牡蛎30克，制附子（有毒，一定要先蒸1.5小时，再与他药同煮）10克。水煮服用，1天1剂，分3次服用，连服3剂。

药效反馈：患者当天吃完药后，心慌就好些了，仅还有点头晕。患者服完3剂药后，头晕有点反复，但心不慌了，中气足了。待其病情不反复时，指导其续服几剂后，患者完全康复。

❖ 临床经验总结

阳气虚是本医案患者发病的主要病理环节。故而，针对阳虚病症，附子是必用之品。同时，因为有少阳不升发和太阳的卫虚营弱证，故配以柴胡桂枝汤治疗。

医案 10：小脑萎缩严重头晕四剂好转

王某，女，七十多岁。严重头晕，不能起床下地，西医确诊为小脑萎缩，同时伴有心慌、胸闷，心热，舌苔白厚，中间有一块黄块。

辨证思路："女，七十多岁"，年高体衰，用药不可伤正气。"严重头晕，不能起床下地"，清阳不升或浊阴不降或痰饮为患。"小脑萎缩"，西医的功能衰退属于中医的阳气不足和肾虚。"心慌、胸闷"，心阳气虚。"心热，舌苔白厚，中间有一块黄块"，整体为阳气虚夹有郁热。

综合辨证：心肾阳虚，夹有郁热。

治疗原则：补心肾阳，散郁清热。

处 方

蒸附子 30 克，干姜 30 克，炙甘草 15 克，栀子 15 克，淡豆豉 30 克，炒白术 20 克，茯苓 30 克，炒白芍 30 克，生姜丝 50 克，桂枝 30 克。水煮服用，1 天 1 剂，平均分成 3 份，6 剂。

药效反馈：吃第 1 剂药后，感觉头晕得更厉害。复诊嘱咐患者将药煮开后，再煮 1 小时，平均分成 4 份，每 4 小时服 1 次。吃完 4 剂后，已经能够下地到院子里走动了。

❖ **临床经验总结**

笔者在临床中一般多用"元阳升降汤"加减治疗小脑萎缩，效果比较突出，此医案中是用的"元阳升降汤"的精简方。"元阳升降汤"治疗小脑萎缩通过大补阳气，升清降浊，来起到西医的疏通脑血管恢复脑部病灶供血供氧，激活受损"休眠"脑组织细胞，促进脑细胞新生，达到逐步恢复的效果。"元阳升降汤"可以有效地避免西药带来的伤害，相对于西医来说更能达到标本兼治的效果。

医案 11：心慌头麻六剂好转

青岛王某的岳母，七十多岁。曾因心脏病和脑血管病住院，现左侧头部、右侧腿麻木，心慌，生气时就发热汗出，胃吃冷的感觉好受，面虚黄而肿。

辨证思路："七十多岁"，元阳不足。"因心脏病和脑血管病住院"，心阳虚，元气不升于脑。"左侧头部、右侧腿麻木"，元气不足，不能充养所致。"心慌"，心阳虚。"生气时就发热汗出，胃吃冷的感觉好受"，肝郁有热上扰于心。"面虚黄而肿"，整体元气不足。

综合辨证：元阳不足，元气不升，虚而则瘀。

治疗原则：大补元阳，益气升清，理气导瘀。

❧ 元阳升降汤减味 ❧

蒸附子 20 克，柴胡 20 克，枳壳 15 克，白芍 20 克，炙甘草 15 克，桂枝 20 克，栀子 15 克，淡豆豉 30 克，生龙骨 30 克，生牡蛎 30 克，生黄芪 120 克。水煮服用，1 天 1 剂，分 2 次服用，6 剂。

药效反馈：6 剂药后，症状全部好转。

❖ 临床经验总结

心慌是心脏的常见临床病症。中医讲"惊则心无所依，神无所归，虑无所定，故气乱矣"，认为其有宗气外泄，心脉不通，突受惊恐，复感外邪等病因，并对心悸脉象的变化有深刻认识。心慌因惊恐、劳累而发，时作时止，不发时如常人，病情较轻者为惊悸；若终日悸动，稍劳尤甚，全身情况差，病情较重者为怔忡。此类疾病，笔者皆以元阳升降汤一方统治，简便而速效。

医案 12：心慌头晕冬天加重的治疗

赵某，女，70岁左右。头晕心慌，有心脏病和肺气肿，经常感冒，特别是冬天感冒的症状更严重，感冒的次数频繁。

辨证思路："70岁左右"，年高体衰，注意扶正固本。"头晕心慌，有心脏病"，心阳气不足。"肺气肿"，肺气虚或有外邪皆可以导致。"经常感冒，特别是冬天"，阳气不足。

综合辨证：少阴经心肾阳虚，太阳经卫外不足，肺气虚而不降。

❧ 元阳升降汤减少寒凉药 ☙

蒸附子 30 克，桂枝 30 克，炒白芍 30 克，炙甘草 20 克，杏仁 15 克，厚朴 15 克，生黄芪 100 克，炒白术 20 克，茯苓 30 克，葛根 30 克，麻黄 10 克，神曲 10 克，生龙骨 30 克，生牡蛎 30 克，生姜丝 50 克，大枣 12 枚。1 天 1 剂，6 剂。

药效反馈：服药后，心慌头晕皆消失，一冬天没有感冒。

医案 13：夜间心闷憋气的治疗

程某，男。心闷憋气，睡觉时脸朝上则加重，有四五年。腰痛 20 多岁开始，脚出汗多，睡眠状况一般。

辨证思路："心闷憋气"，心阳气不足则闷而憋气。"睡觉时脸朝上则加重"，百思不得其解，不好强加解释，暂存疑。"腰痛 20 多岁开始"，腰为肾之府，肾阳虚则精微不充养腰部而痛。"脚出汗多"，阳虚不固汗也。

治疗原则：补气温阳，心肾双补，兼以升清降浊现中焦。

❧ 处 方 ❧

蒸附子 50 克，生黄芪 120 克，桂枝 20 克，炙甘草 20 克，炒白芍 50 克，姜半夏 25 克，生姜丝 100 克，大枣（去核）12 枚。水煮服用，1 天 1 剂，分 2 次服用。

方义解析：生黄芪、附子补气温阳升清，桂枝汤温中调和阴阳，半夏化痰消饮降浊。

药效反馈：3 剂药后，心闷憋气，腰痛，皆大大减轻，继续治疗其余病症。

❖ 临床经验总结

心脏病在汉代被医圣张仲景称为心悸。心悸的主要病因有惊扰、水饮、虚损及汗后受邪等，提出了基本治则及炙甘草汤等治疗心悸的常用方剂。慢性心脏病用药以补阳益气为主，多能取效。

医案 14：心慌伴腹泻，多种病症的治疗

苏某，女，37 岁。肠胃不好，病史有 10 多年，吃冷的就腹泻，大便稀。从去年开始又新增加头痛，睡眠不好，血压高的症状。低压 90～100mmHg，高压 140mmHg，血压高时就头皮发麻，有时太阳穴也痛，吃降压药不管用，心跳快、心慌，胸中的气降不下来，长吸气才觉得舒服。头痛遇冷严重，早晨头晕昏沉，夏天无症状。食欲不好，愿意吃辣的，下巴长疙瘩，口干，肋胀痛，月经量少。左脉沉，右脉沉濡，舌淡苔白水湿重。

辨证思路："肠胃不好，病史有 10 多年，吃冷的就腹泻，大便稀"，久病多虚，脾胃虚，大肠虚寒。"头痛"，久病之头痛，多为阳气不充养。"睡眠不好"，心神不宁。"血压高，低压 90～100mmHg，高压 140mmHg，吃降压药不管用"，中老年的慢性高血压在中医来说多为虚证，何故？当人体阳气不足，不能充养全身上升于头部时，血压

只有加大压力，才能完全充养全身的需求功能，与人体运动时心跳加快是一个道理。正常人静止时心跳是稳定的，当开始剧烈运动时，心脏为了供养全身功能的运行，不得不通过加快的形式来完成，体力越虚的人，心脏跳得越快，体力好的人，心脏就会加快得慢，因为他的心脏功能供应得上全身功能所需。慢性高血压也是同样道理，血压的数值只是一种表象，全身阳气不足，不能供养全身才是根本。只有阳气充足了，能够维持全身功能的正常运转，血压自然不会高。中医相对来说，比西医更能看清高血压的根本原因。"头皮发麻，有时太阳穴也痛"，皆是人体元阳不充，不能上充于头，引起的伴随症。"心跳快、心慌"，心阳气不足。"胸中的气降不下来，长吸气才觉得舒服"，肾虚不纳气。"头痛遇冷严重"，头部阳气不足则耐寒能力差。"夏天无症状"，天地阳气相助故而一时减轻。"早晨头晕昏沉"，阳气不升于头则晕沉。"食欲不好"，脾胃虚弱。"愿意吃辣的"，胃寒。"下巴长疙瘩，口干，肋胀痛，月经量少"，肝郁生热之象。"左脉沉，右脉沉濡"，沉为阳不足，濡为气不足或有水饮不化。"舌淡苔白水湿重"，水饮不化的舌苔，同时排查实热和燥热证。

综合辨证：元阳不足，肺肾两虚，痰饮不化，兼有郁热。

方剂合用思路：四逆汤、半夏泻心汤、附子理中丸，取葛根汤之义，酌加理气化痰品，重加生黄芪大补元气。

医案篇

处 方

蒸附子40克，生黄芪180克，葛根50克，麻黄15克，细辛15克，生龙骨30克，生牡蛎30克，党参30克，炒白术20克，干姜40克，炙甘草15克，黄芩15克，姜半夏25克，黄连6克，枳实15克，川芎15克，白芷15克，香附15克，陈皮10克，生姜丝150克，大枣（去核）12枚，绿茶一小捏。1天1剂，3剂。

药效反馈：患者 3 剂药服完，病症全都好转，效果非常好。后因不想吃汤药，给她配制了心脑血管膏方和健脾养胃膏。

正是：

> 万病千症在病因，病症是标因是本。
>
> 繁花何曾迷人眼，透过病症寻病因。

❖ 临床经验总结

本患者的病症虽多，病史虽长，但病因却简单，主要就是人体阳气不足引起的，古语说得好："一虚百病生"。故而，以大补元气的生黄芪和大补元阳的附子为基础，以葛根为引经于项背而疏通经络，配麻黄、细辛、川芎、白芷辛温而宣通经络，生龙骨、生牡蛎重镇而降浊下逆，党参、炒白术、干姜、炙甘草四药为四君子汤补气而扶中气，黄芩、黄连少用而清郁热，姜半夏化痰降浊，枳实下气消积，香附理气疏肝，陈皮燥湿化痰，生姜丝温胃化饮，大枣补脾胃而生血，绿茶清郁热。诸药合用则达到："大补元阳升清气于头，化痰消饮于胸胃，则人体元阳充足，恢复清升浊降，阴阳平衡，诸症自消矣。"

医案 15：心热心慌胃痛胃胀三剂见效

患者，女，81 岁。心热，心慌，胃胀，胃痛，不爱吃饭，苔白脉弦数，在当地静脉滴注数天无效，故而前来求诊。

辨证思路："患者 81 岁"，扶正药不可少。"心热，心慌"，心阳虚而有浮热。"胃胀，胃痛，不爱吃饭"，胃虚而不运化。"苔白"，气虚或寒证。"脉弦数"，肝郁有热。

综合辨证：心阳气虚，胃气不降，肝郁膈热。

治疗原则：温阳益气，降胃下气，舒肝散热。

药效反馈：服药后，心慌、心热、胃胀、胃痛等证，全部大大减轻，食欲变好。

元阳升降汤加减

柴胡 20 克，炒枳实 20 克，炒白芍（胃寒患者应用白芍时一定要炒，否则容易导致胃酸）20 克，炙甘草 15 克，栀子 15 克，淡豆豉 30 克，蒸附子 30 克，生石膏 60 克，生黄芪 60 克，党参 30 克，炒神曲 15 克，炒鸡内金 15 克，香附 10 克，生莪术 15 克，姜半夏 15 克，炒白术 20 克，桂枝 20 克，生姜丝 50 克，大枣（去核）12 枚。1 天 1 剂，3 剂。

❖ **临床经验总结**

年高体弱而又心慌，必须配生黄芪、党参、蒸附子、补心阳，益元气。胃胀、胃痛、不爱吃饭，苔白脉弦数正是肝气郁结的表现，需以疏肝理气的柴胡、香附以调理。心热、脉数，此为郁热，故而以栀子、淡豆豉加味清膈热，略加健胃消食药。综合调理就是以元阳升降汤来进行"温阳益气，降胃下气，疏肝散热。"

医案 16：心慌胸闷，咳嗽胃堵的治疗

蔡某，女，67 岁。心慌，浑身无力，胸闷咳嗽，咳嗽时需要趴着睡才能缓解，睡眠不好。胃堵得慌，吃不下东西，平时怕吃冷的，吃热的觉舒服。眼睛看不清东西，视物模糊。西医诊断为胃下垂，前段时间有过口苦的现象，目前还有口干，痔疮。脉细数，舌淡苔白。患者原本就很瘦，因患病后吃不下东西，体重减轻许多，骨瘦如柴，但说话气力尚可并很健谈。

辨证思路："女，67 岁"，年高体弱，阳气偏虚，用药慎单用重用攻伐药。"心慌"，心阳气不足。"浑身无力"，元气虚。"胸闷"，肺气不足或胸阳不振。"咳嗽"，体虚又久病，多为肺气虚和肾虚不纳气证。"咳嗽时需要趴着睡才能缓解"，虚证喜按喜压，实证惧按惧压。"睡眠不好"，病症影响出现的伴随症。"胃堵得慌，吃不下东西"，脾胃虚弱则不运化而堵。"怕吃冷的，吃热的觉舒服"，胃寒。"眼睛看不清东西，视物模糊"，元气不足，不能上养于目。"西医诊断为胃下垂"，气虚则垂。"有过口苦的现象，目前还有口干"，肝胆有郁，少阳病症。"痔疮"，瘀血痰凝。"脉细数"，阴虚而有浮热。"舌淡苔白"，阳气虚的舌苔。"吃不下东西，体重减轻许多，骨瘦如柴"，脾主肉，脾胃虚弱则肉减而瘦。"但说话气力尚可并很健谈"，神有余而形不足。

综合辨证：元气亏虚，心阳不足，胃寒上逆，浊饮不降。

治疗原则：先治主症，逐步治疗。主证包括心慌胸闷、浑身无力、咳嗽、胃堵。

✤ 处 方

生黄芪 80 克，蒸附子 30 克，杏仁 10 克，桂枝 30 克，炒白芍 30 克，炒枳实 10 克，栀子 15 克，淡豆豉 30 克，厚朴 10 克，炙甘草 15 克，生姜丝 50 克，大枣（去核）12 枚。水煮服用，1 天 1 剂，连服 3 剂。半空腹服用，有利降胃气，喝完药后，静卧 2 小时，以便补气升阳药从内往外透出来。

药效反馈：1 剂后，心慌停止，胃不堵，能吃饭了，睡眠无碍，浑身也有气力了。

正是：

> 患病两月费万金，点滴吃药要输血。
>
> 补气温阳调胃气，方药相符祛病易。

❖ 临床经验总结

本案以生黄芪补元气治浑身无力，附子桂枝温心阳治心慌和胃寒，桂枝加杏仁厚朴治咳嗽，栀子豉汤，理胃清郁，加炒枳实助理气，同时有小建中汤之义。患者村中医生建议其输血，但其病因是体内的气不足而不能生血和化血，要调整体内的病因，才是正确的治疗思路。

医案 17：头昏沉胀两剂见效

孙某，女，48 岁。2017 年春天就诊，头昏、沉、胀，太阳穴和后脑疼痛，有时三四天睡不着觉，看中医吃了四五剂药后，头昏得更厉害，并住了院。患者平时怕吃冷的，头昏出现后，还觉得胃有气上来，两肋也难受，觉得舌头不好使，右边脚木。脉沉，舌淡苔白。脑子记不住事，口干一个月。

辨证思路："女，48 岁"，阳气不足的年龄。"头昏、沉、胀"，阳气不升则昏而沉，浊阴不降则胀。"太阳穴和后脑痛"，阳气不达脑或肾虚或外寒皆可以导致。"三四天睡不着觉"，病症严重自然影响到睡眠。"怕吃冷的"，胃寒。"觉得胃有气上来"，胃气上逆。"两肋难受"，肝气郁结。"觉得舌头不好使，右边脚木"，元气不足不充养，故而才会出现此类病症。"脉沉"，阳虚。"舌淡苔白"，阳气虚的舌苔。"脑子记不住事"，阳气虚，肾虚。"口干一个月"，肝郁有热或阳气不足不能布津液于口。

综合辨证：元阳不足，清气不升，肝郁克土，胃气不降。

治疗原则：温阳益气，升清于脑，舒肝降胃，化痰镇浊。

❧⚜ 元阳升降汤加减 ⚜❧

生黄芪 150 克，桂枝 30 克，炒白芍 30 克，炒枳实 15 克，杏仁 10 克，厚朴 15 克，麻黄 15 克，细辛 15 克，制附子（先煮 1.5 小时）30 克，川芎 15 克，白芷 10 克，柴胡 20 克，栀子 15 克，淡豆豉 30 克，姜半夏 25 克，干姜 20 克，炙甘草 15 克，生龙骨 30 克，生牡蛎 30 克，生姜丝 100 克，大枣（去核）12 枚。1 天 1 剂，3 剂。

药效反馈：2 剂药后，病症基本上消失。因患者所患属于西医的脑血管疾病，叮嘱其常服补阳益气的中药用以养脑。

正是：

美酒何能解真愁，良药何能保不老。

生长老死自然律，世上何有不老人。

❖ 临床经验总结

中医讲，上气不足，脑为之不满，耳为之苦鸣，头为之苦倾，目为之眩。"腑脏虚，风邪乘虚随目系入于脑，则令脑转而目系急，则目眴而眩也。"说明眩晕病的病因病机为本虚外感风邪所致。所以，本病的治疗要内补阳气之不足，外驱风止痛之辛散，方可速效和标本兼治。

医案 18："梦魇"三剂愈

尹某，女，60 岁。血压高压达 200mmHg 以上，低压不到 50mmHg，数次测量均如此，但患者并不头晕。患者最近还出现了一种怪症：一到天黑，咽喉、气管和胸口就憋闷，说不上话来，也无法吞咽，持续 1 分钟，感觉十分恐怖，每隔 1 天必出现 1 次，已经出现了五六次了。患者脉沉，但手脚不冷，舌苔白厚而中间略黄。患者主要想治"梦魇"，高血压已患多年。

综合辨证： 心阳不旺，元气不足，肝阴不足不养筋则痉挛，兼有气郁。

治疗原则： 补元气，益心阳，滋肝阴，舒肝气。

配方思路： 芪附桂加芍药甘草汤，桂枝龙骨牡蛎汤，佐以柴枳香附芎。

--- ❦ 处 方 ❦ ---

生黄芪 80 克，制附子（有毒，先煮 1.5 小时）30 克，桂枝 50 克，炒白芍 50 克，生龙骨 50 克，生牡蛎 50 克，炙甘草 20 克，柴胡 20 克，炒枳实 20 克，香附 10 克，川芎 10 克，生姜丝 50 克，大枣（去核）12 枚。1 天 1 剂，3 剂。

方义解析：芪附桂补阳气，芍药甘草养肝阴止痉挛，龙牡镇静安神，柴枳香附芎理肝气，姜枣养脾胃而温阳。

药效反馈：服中药期间，降压西药都停了，3 剂药服完，"梦魇"的现象再没有出现，血压 180/60mmHg。

❖ **临床经验总结**

梦魇是一种常见病，多会影响人们的睡眠，导致人们的精神不好等，所以人们要多了解梦魇，避免梦魇对人们的侵袭。梦魇症是指睡梦中惊叫或幻觉有重物压身，不能举动，欲呼不出，恐惧万分，胸闷如窒息状，是一种常见临床症状。其发生与体质虚弱、疲劳过度、贫血、血压偏低以及抑郁、生气、发怒等情志因素有关。由于人在入睡状态中血压进一步降低，造成心脑缺血，供氧减少，大脑皮质的运动中枢比感觉中枢先进入抑制状态；或由于外周神经进入抑制状态比中枢神经快，从而造成神志清楚，运动瘫痪的梦魇症。中医学认为梦魇症是由于气血两虚，气不周运，气滞血瘀，凝阻经脉所致。因此，对梦魇症的防治，首先应注意加强营养，增强体质，防止过度疲劳，医治贫血，避免抑郁、生气、发怒等不良情绪。

医案 19：腿沉虚肿，心慌的治疗

罗某，女，58 岁。主诉口干，腿虚肿有 2 年，腿沉，浑身发紧，小便通畅，体胖面黑。心慌 2～3 年，心慌时手颤动不止，不敢吃冷物，口臭。右边肝胆部位发木，头顶木而胀。从去年开始腰痛，特别怕冷，夏天又怕热。脉沉，舌淡苔白。

辨证思路："女，58 岁"，年高正气不足。"口干"，体实口干多为热，体虚口干，伴有舌淡苔白者多为阳气不足，不能布津于口。"腿虚肿有二年"，久病多虚，阳气不化水湿则虚肿。"腿沉"，阳气不足则沉。"浑身发紧"，阳气不足或体表寒湿气重则浑身发紧。"小便通畅"，未影响到膀胱。"体胖面黑"，黑为肾为虚或为瘀血症。"心慌时手颤动不止"，心阳气不足。"不敢吃冷物"，胃寒。"口臭"，脾胃虚弱，气虚大肠运化缓慢则郁而上逆为臭。"右边肝胆部位发木"，阳气不足或肝气郁结。"头顶木而胀"，阳气不升则浊阴不降，故而木而胀。"腰痛，特别怕冷"，肾阳虚。"夏天又怕热"，正气虚则抗寒和抗热能力弱。"脉沉"，阳虚。"舌淡苔白"，舌淡多气虚，苔白易阳虚。

综合辨证：元气虚，元阳弱，肝郁有热。

治疗原则：补元气，温元阳，舒肝郁，略清热。

处 方

生黄芪 100 克，制附子（先煮 1.5 小时）30 克，柴胡 30 克，黄芩 15 克，姜半夏 20 克，党参 20 克，麻黄 15 克，桂枝 30 克，炒白芍 30 克，川芎 15 克，香附 10 克，栀子 15 克，淡豆豉 20 克，生石膏 60 克，生姜丝 50～100 克，大枣（去核）12 枚，赤小豆 100 克。1 天 1 剂，3 剂。

方义解析：芪附补元阳，姜半夏化痰浊，小柴胡汤加川芎香附，舒肝郁，桂枝白芍调阴阳，栀子豆豉生石膏清郁热，生姜温胃化饮，大枣养脾胃，赤小豆利水饮。

药效反馈：3 剂药后，患者腿虚肿、沉，浑身发紧，心慌，肝胆部位发木等症状全部缓解。

❖ 临床经验总结

本医案的腿虚肿，为虚证当责之肺、脾、肾三脏。因肺虚则气不化精而化水，脾虚则土不制水而反克，肾虚则水无所主而妄行，水不归经则逆而上泛，故传入于脾而肌肉浮肿，传入于肺则气息喘息。治疗原则以培补脾肾为主，方可达到扶正消肿的目的。如果是实证者，则为水湿停滞不化，泛滥肌肤，治当以逐水为先。如《证治汇补·水肿章》中"牵牛散，治脾湿太过，遍身浮肿，喘不得卧，腹胀如鼓，大便不溏，小便涩滞"之证，与本医案的治疗则是有根本之不同的。

医案20：顽固性癫痫的治疗

曹某，男，29岁，山东菏泽人。癫痫20多年，最近几周加重，每晚都要发作，白天无事。同时伴有右侧肢体如蚁行，手脚冰凉，头部、耳上低热，发作时胃吐酸水，劳累时加重，头昏脑涨，无法进行体力劳动等证。舌淡苔白，脉濡沉。

❧ 元阳升降汤加减 ❧

生黄芪150克，蒸附子或制附子（先煮1.5小时）40克，桂枝50克，炒白芍30克，生龙骨30克，生牡蛎30克，柴胡30克，黄芩15克，姜半夏25克，党参30克，栀子15克，淡豆豉30克，生石膏80克，川芎10克，白芷10克，香附10克，怀牛膝30克，炒枳实30克，生地黄30克，麻黄15克，葛根60克，陈皮15克，炙甘草20克，生姜丝100克，大枣（去核）12枚，核桃仁100克，赤小豆100克。1天1剂，3剂。

医嘱： 患者可以适量的劳动，舒畅气血，也有助饮食消化，但绝对不可以太过劳累，更不可以生气。

药效反馈： 3剂药后，晚上癫痫没有再发作。右侧肢体如蚁行，手脚冰凉，头部低热，耳上低热，头昏脑涨等证也基本没有了。精神和气力大大提高，并能做些轻体力劳动。

正是：

> 阳光底下无黑暗，医非奸商利居前。
> 君子爱财取有道，一片丹心映天地。

❖ **临床经验总结**

在此探讨下癫痫的中医病因：癫痫病中医学认为其标多为"风、火、痰、瘀"为患，导致心、肝、脾、肾、脏气失调。笔者观察久病不愈、劳累加重者更为明显的患者，其病因从根本上来说，多为"元阳不足，心脑失养"所致。当然有的也同肝肾阴虚、阴虚则阳亢、阳亢则肝风内动、亢而热盛、热盛化火、火极生风、风火相助为患有关。还有脾虚失运、清气不升、浊气下降则痰涎内结、痰迷心窍、心血不遂而瘀、瘀则经络不通、痰阻血瘀上扰清窍，也多致癫痫发作。根据发病机制，笔者采用"大补元阳，补心养脑，升清降浊，定痫熄风，平肝泻火，祛痰开窍，活血化瘀"的治疗方法。

医案 21：一过性意识障碍的治疗

冯某，32 岁。患者最近两三年，经常出现一过性意识障碍，发作时本人或站或立，意识丧失，其妻甚为恐惧，于是领来就诊。患者体瘦面黄，胃受冷则恶心呕吐，从小到大易感冒，手脚怕冷，夏天不敢吹空调，舌淡苔白，不愿意吃饭，胃上反，肺脉沉弱，其他部位脉数。

辨证思路："经常出现一过性意识障碍"，久病多虚，部位在脑，因脑主意识。"发作时，意识丧失"阳气充足上升达于脑则神清意识清晰，反之则病。"体瘦面黄"，脾胃虚弱。"胃受冷则恶心呕吐"，胃寒。"从小到大易感冒"，先天元气不足。"手脚怕冷，夏天不敢吹空调"，元阳也不足。"舌淡苔白"，阳虚的舌苔。"不愿意吃饭，胃上反"，脾胃虚弱，胃气不降。"肺脉沉弱"，肺主气，元气不足。"其他部位脉数"，阳虚则浮而为热。

治疗原则：大补元阳，补心养脑，化痰安神。

元阳升降汤加减

蒸附子或制附子（有毒先煮 1.5 小时）40 克，生黄芪 120 克，桂枝 50 克，炒白芍 50 克，葛根 60 克，麻黄 15 克，细辛 15 克，炙甘草 20 克，生龙骨 50 克，生牡蛎 50 克，姜半夏 25 克，干姜 50 克，党参 30 克，炒白术 20 克，茯苓 20 克，生姜丝 150 克，大枣（去核）12 枚，核桃仁 150 克。药煮好后，略加白酒，再煮 2 分钟。1 天 1 剂，连服 6 剂。

药效反馈：6 剂药后，患者一过性意识障碍的现象，未再出现，胃病也好转。

医案 22：头晕和胃病两剂痊愈

张某，女，44 岁。患者头晕有十多天，头晕起来如踩棉花。心烦躁，干呕，口苦，腿发飘，不听使唤。肚子发凉，吃饭不消化，饭量小，闻着油腻就难受，爱吃咸菜。大便每天 2～3 次，时有黑粪。已停经。最近半个月手麻，头一热就头晕，整天光想睡觉，没精神，乏力。心慌，长呼气才舒服，爱生气。怕冷，面色萎黄。左右手脉皆沉，舌苔没记录。

辨证思路："女，44 岁"，正气不足的年龄。"头晕有十多天，头晕起来如踩棉花"，阳气不足不能上升于头，浊阴不降所致。"心烦躁"，心膈有郁热。"干呕，口苦"，肝胃不和。"腿发飘，不听使唤"，阳气不充于脑或肾虚养脑。"肚子发凉"，肠寒。"吃饭不消化，饭量小，闻着油腻就难受，爱吃咸菜。大便每天 2～3 次，时有黑粪"，脾胃虚弱。"已停经"，气血不足则停经早。"最近半个月手麻"，阳气不足或肾虚不养脑。"头一热就头晕"，有郁热或阳虚浮热。"整天光想睡觉，没精神，乏力"，阳气不养脑或肾虚。"心慌"，心阳气虚。"长呼气才舒服"，肝郁。"爱生气"，心肝有郁。"怕冷"，元阳不足。"面色萎黄"，脾胃弱。"左右手脉皆沉"，元阳不足。

综合辨证：元气不足，元阳不旺，肝郁而热，脾虚胃弱。

治疗原则：培元气，补元阳，清肝热，补脾胃。

❧ 元阳升降汤加减 ❧

生黄芪 150 克，麻黄 15 克，蒸附子或制附子（先煮 1.5 小时）30 克，桂枝 50 克，柴胡 30 克，黄芩 15 克，姜半夏 25 克，党参 30 克，炒白芍 30 克，炙甘草 15 克，川芎 10 克，白芷 10 克，香附 12 克，栀子 15 克，淡豆豉 30 克，生石膏 60 克，葛根 60 克，生姜丝 100 克，大枣（去核）12 枚，核桃仁 100 克。1 天 1 剂，2 剂。

药效反馈：2 剂药后，所有病症消失，而且，食欲变好，浑身有劲，可以下地干活。

医案 23：运动后缺血性早搏的治疗

国某，男，44 岁。主症：房室早搏，胸闷加重半年，春节前发病，西医诊断为运动后缺血性早搏，气提不上来。低钾，浑身酸痛多年（5～6 年），全身怕冷又怕热，颈椎有三节增生。头晕，双手麻，左手更严重。怕累，一累就早搏。有浅表性胃炎，胃痛，头胀痛，腰、肾空虚痛。脉濡数，舌淡润红，晚上睡觉冷又怕燥热。

辨证思路："男，44 岁"，用药慎单用和重用攻伐药。"房室早搏，胸闷加重半年，西医诊断为运动后缺血性早搏"，心阳气不足。"气提不上来"，元气不足。"低钾，浑身酸痛多年（5～6 年）"，阴血也有不足，桂枝汤证。"全身怕冷又怕热"，气虚和表虚皆可出现此症。"颈椎有三节增生"，肾虚或有瘀滞。"头晕"，清阳不升，浊阴不降。"双手麻，左手更严重"，清阳不升，浊阴不降或颈椎病皆可引起。"怕累，一累就早搏"，元气虚。"浅表性胃炎"，脾胃虚弱。"胃痛"，胃虚，胃寒，或气或痰或瘀郁阻皆可以引起。"头胀痛"，清阳不升，浊阴不降。"腰、肾空虚痛"，肾阴和肾精虚。"脉濡数"，濡为气虚，数为阴虚或阳虚浮热。"舌淡润红"，舌淡为气虚，润红或郁热或阳虚浮热。"晚上睡觉冷又怕燥热"，阴阳两虚而不调和或气虚。

综合辨证：元气不足，心肾阳虚，兼有阴虚有热，脾胃虚弱，即伤寒六经的太阳少阴两虚。

治疗原则：培元益气，补心肾阳，滋阴清热，补脾健胃。

❦❧ 元阳升降汤加减 ❦❧

生黄芪 180 克，蒸附子或制附子（先煮 1.5 小时）30 克，麻黄 15 克，葛根 60 克，桂枝 50 克，炒白芍 50 克，生地黄 60 克，川芎 15 克，白芷 15 克，当归 15 克，防风 15 克，炒白术 30 克，生龙骨 30 克，生牡蛎 30 克，生石膏 60 克，黄芩 15 克，栀子 15 克，淡豆豉 20 克，生姜丝 50 克，大枣（去核）12 枚，赤小豆 100 克，核桃仁 100 克。1 天 1 剂，3 剂。

药效反馈：9 剂药后，症状全部大大减轻。

正是：

> 早搏胸闷气不足，低钾浑身又酸痛。
>
> 怕冷怕热双手麻，胃痛胃炎头胀痛。
>
> 腰部双肾空虚痛，元阳升降加减宜。

❖ 临床经验总结

期前收缩（早搏）属西医现代病名，可心电图诊断。中医自古无此诊断，但症状包含在"心悸""心动悸""胸痹""厥心痛"。中医学认为期前收缩是原有心脏病患者，心气血阴阳不足，水饮、痰湿、瘀血等病邪内停心脉，导致心失所养；或药毒，手术损伤而发。或本无心脏病者，但有情志内伤，心神被扰；或有外感邪毒高热，余毒内陷心肌不去；或有饮食内困，烟、酒、茶毒内攻心神等而发。西药抗心律失常药治疗较好，但久服易致心动过缓，且期前收缩难以消除；而介入治疗为有创治疗，价格昂贵，适宜特殊的病人。中药辅佐治疗期前收缩疗效好，容易消除。

医案 24：心跳过速三剂药消除

姜某，女，45 岁。阵发性心动过速，浑身无力，头上出汗，腿无力，头昏、沉、痛，劳累时加重，腹部经常发热，脉沉，全身怕冷。

辨证思路："女，45 岁"，整体阳气下降的年龄阶段。"阵发性心动过速，浑身无力，头上出汗"，心阳气不足。"腿无力，头昏、沉、痛"，清阳不升，浊阴不降。"劳累时加重"，虚证则劳累加重。"腹部经常发热"，内有郁热。"脉沉"，阳虚。"全身怕冷"，阳虚。

综合辨证：元气不足，心肾阳虚，兼有郁热。

治疗原则：培元益气，补心肾阳，清热散郁。

元阳升降汤加减

蒸附子 40 克，桂枝 50 克，炒白芍 50 克，防风 15 克，炙甘草 30 克，生龙骨 50 克，生牡蛎 50 克，炒白术 30 克，生黄芪 100 克，麻黄 15 克，川芎 10 克，白芷 15 克，姜半夏 30 克，生石膏 80 克，栀子 15 克，淡豆豉 30 克，葛根 60 克，生姜丝 50 克，大枣（去核）12 枚，赤小豆 100 克，核桃仁 100 克。1 天 1 剂，3 剂。

药效反馈：3 剂药后，以上诸多病症都没有了。

❖ **临床经验总结**

心悸是一种自觉心脏跳动的不适感或心慌感。当心率加快时感到心脏跳动不适，心率缓慢时则感到搏动有力。心悸时，心率可快、可慢，也可有心律失常，心率和心律正常者亦可有心悸。此乃阳虚之心悸证，唯有大补心阳和益气补虚，方可速效。

医案 25：多种慢性病症的治疗

梁某，女，30 岁，护士。体形偏瘦，常年头晕，蹲下起来后就眼黑，浑身无力，月经来时没精神，经常腰酸腰痛，从 1 楼上到 5 楼就会喘。脉沉，舌淡苔白。全身冰凉，心慌胸闷，怕吃冷的。

辨证思路："女，30 岁，体形偏瘦"，体虚。"常年头晕，蹲下起来后就眼黑"，久病多虚。"浑身无力"，气虚。"月经来时没精神"，阳气虚则神乏，月经时体虚时则更易加重。"经常腰酸腰痛"，肾阴虚。"从 1 楼上到 5 楼就会喘"，肾虚不纳气。"脉沉"，阳虚。"舌淡"，气淡。"苔白"，阳虚。"全身冰凉"，元阳不足。"心慌胸闷"，心阳气不足。"怕吃冷的"，胃阳虚而虚寒。

综合辨证：元阳不足，气血亏虚，脾胃虚寒，肾虚。

❧ 元阳升降汤加减 ❧

生黄芪 180 克，制附子（先煮 1.5 小时）40 克，麻黄 15 克，桂枝 50 克，炒白芍 50 克，干姜 40 克，葛根 60 克，狗脊 20 克，枸杞子 30 克，炙甘草 20 克，生姜丝 50 克，大枣（去核）12 枚，核桃仁 100 克。水煮服用，1 天 1 剂，每天服用 2～3 次，并每天有一次盖被取微汗，连服 6 剂。

药效反馈：6 剂药后，所有的病症全部大大减轻，服药后略微腹泻，但全身力气和精神不减少。嘱咐其隔三岔五或 1 剂药分作两三天服用，用以保养。

中药讲究"汗吐下是祛病而非添病"。方中没有清热泻火用于通便的大黄、芒硝，反而出现腹泻。原因在于：一是喝了那么多药水对大便有稀释的作用；二是热药遇寒体化水而出，与伤寒服热药化汗而出，都是"热药寒气相合而化"的正常现象。方中核桃仁有润肠通便的作用，可以去掉，也可以加怀山药、炒白术，但这个腹泻比较轻，不需要加药，只去掉核桃仁即可。

正是：

常年眼黑头昏晕，月经来时身无力。

腰酸腰痛上楼喘，脉沉舌淡全身凉。

心慌胸闷胃亦寒，元阳一虚百病生。

❖ 临床经验总结

中医讲"房劳过度，肾精亏损，心肾失养"而致惊悸。或由于素体不强，或各种失血，造成气血阴阳亏虚，以致心失所养，发为心悸。患者病症虽多，无非一虚证也，中医可以一语以概括之，"一虚百病生"也。

医案 26：治疗病因不清的右手麻木

患者，女，80岁。右手的2个手指老是发麻，已近半年，原因不明。曾拍片子看过脊椎和脑 CT，腰椎骨折，腰以下疼痛并有脑供血不足。所有信息均由患者女儿微信提供，因此只能根据脑供血不足而开"元阳升降汤"加减，让其吃上3剂以观后效。

处 方

生黄芪 180 克，蒸附子（有毒，先煮 1.5 小时）30 克，葛根 60 克，麻黄 15 克，熟地黄 60 克，桂枝 50 克，炒白芍 50 克，炙甘草 30 克，炒白术 30 克，防风 15 克，川芎 15 克，白芷 15 克，生龙骨 50 克，生牡蛎 50 克，赤小豆 100 克，生姜丝 150 克，大枣（去核）12 枚。1 天 1 剂，连服 3 剂。

药效反馈：患者吃了 3 剂药，手指麻木就基本消失了。

正是：

右手麻木半年多，阳气不足脑缺血。

芪附葛麻熟桂芍，三剂汤药病若失。

相关文献："凡人初觉大指、次指麻木不仁或不用者，三年之内有中风之疾。虽然手指麻木不一定会发生中风，但对于年龄在 40 岁以上的中年人来说，如果经常出现头痛、眩晕、头重脚轻、肢体麻木、舌头发胀等症状，且患者平时又有高血压、高脂血症、糖尿病、脑动脉硬化等疾病时，应多加以注意，警惕中风的发生。"（《卫生宝鉴·中风门》)

医案 27：午饭后心痛的治疗

吴某，女，中年人。最近感觉心脏到下午时痛得厉害。

综合辨证：心阳不足，元气不充。

治疗原则：补气养心，温阳止痛。

处 方

生黄芪 120 克，葛根 60 克，桂枝 30 克，制附子（有毒，先煮 1.5 小时）30 克，炙甘草 60 克。水煮服用，1 天 1 剂，3 剂。

药效反馈：用了 3 剂药效果还行。

❖ **临床经验总结**

黄芪，味甘，气微温，气薄而味浓，可升可降，阳中之阳也，无毒。专补气。入手太阴、足太阴、手少阴之经。其功用甚多。夫黄芪乃补气之圣药，气虚之人，无论各病，俱当用黄芪，年老体衰，五脏六腑之气虚证皆可用之。附子，味辛，气温、大热，浮也，阳中之阳，没有炮制者有大毒。驱五脏阴寒，暖脚膝而健筋骨，温脾胃而通腰肾，真夺命之灵丹，回春之仙药也。用之当，则立刻重生；没有炮制者有大毒，用之不当，则片时可死。阴寒之病，乃寒邪直中于肾经，葛根，味甘，气平，体轻上行，浮而微降，阳中阴也，无毒，有疏通经络之效。桂枝，味甘、辛，气香，性温。入足厥阴肝经、足太阳膀胱经。入肝家而行血分，走经络而达营郁，善解风邪，最调木气，升清阳脱陷，降浊阴冲逆，舒筋脉之急挛，利关节之壅阻，入肝胆而散遏抑，极止痛楚，通经络而开痹涩，甚去湿寒，能止奔豚，更安惊悸。炙甘草汤具有缓急止痛、补脾益气的功效。

诸药配伍可用于：①心气虚：心悸，气短（活动时加剧），自汗，胸闷不舒或痛，面色苍白，体倦乏力，舌质淡，舌体胖嫩，苔白，脉虚。②心阳虚：畏寒肢冷，面色滞暗，心胸憋闷或作痛，舌质紫暗而胖嫩，脉弱。或兼见大汗淋漓，四肢厥冷，口唇青紫，呼吸微弱，脉微欲绝。

医案 28：心脏病伴怪病的治疗

患者，女，70 多岁。最近一年时间，总觉得颅内左侧有水在流动。患者手脚冰冷，头晕，血压常年在 170/140mmHg 以上。前 2 年做过心脏支架手术，但现在还有心慌、气短、胸闷的现象。舌淡苔白。

辨证思路："70 多岁"，人体元阳不足的年龄阶段。"总觉得颅内左侧有水在流动"，久病多虚，阳气不化水饮则感觉水饮在流动。"手脚冰冷"，元阳不足可以确定矣。"头晕"，阳气不足，浊阴不降。"血压常年在 170/140mmHg 以上"，慢性高血压多为阳气不足。"做过心脏支架手术，但现在还有心慌、气短、胸闷"，心阳气不足。"舌淡"，气虚多淡舌。"苔白"，多阳虚。

综合辨证：阳气不足，水饮不化。

治疗原则：大补元阳，升清化饮。

元阳升降汤减味

制附子（先煮 1.5 小时）10 克，炙甘草 20 克，炒白术 15 克，桂枝 15 克，泽泻 10 克，茯苓 60 克，柴胡 20 克，黄芩 20 克，姜半夏 25 克，党参 30 克，生黄芪 80 克，生甘草 20 克，麻黄 10 克，细辛 5 克，炒白芍 20 克，陈皮 20 克，熟地黄 20 克。1 天 1 剂，3 剂。

药效反馈：患者仅仅吃了 3 剂药，"如水在流动"的现象就消失了，而且心慌、气短、胸闷亦减轻，血压也有下降。

医案 29：脑出血后遗症的治疗

张某，男，63 岁。脑出血刚出院，现左边不听使唤，左脚无力提不起来拖着地，右边手脚还好。大便四五天 1 次，人清醒时说话正常，能吃一大碗饭。有时头有轻微胀痛。

辨证思路："男，63 岁"，年高阳气不足。"脑出血刚出院"，只要脑出血没有再持续发展，皆可以用元阳升降汤。"左边不听使唤，左脚无力提不起来拖着地，右边手脚还好"，阳气不足不能周遍全身，同时也不能上充于脑。"大便四五天 1 次"，气虚则肠胃的蠕动功能和新陈代谢缓慢。"人清醒时说话正常"，病症顽固但病情不算危重。"能吃一大碗饭"，胃口尚可或没有影响到胃。"有时头有轻微胀痛"，阳气不足之虚痛。

综合辨证：元阳不足，经络不通。

治疗原则：大补元阳，疏经通络。

✦❃ 元阳升降汤减味 ❃✦

生黄芪 180 克，怀牛膝 120 克，麻黄 15 克，细辛 15 克，蒸附子 30 克，生石膏 120 克，莪术 75 克，生大黄 30 克，桃仁 10 克，红花 10 克，柴胡 20 克，枳实 30 克，炒白芍 50 克，炙甘草 20 克，生地黄 60 克，当归 10 克，川芎 10 克，桔梗 10 克，生龙骨 60 克，生牡蛎 60 克，生姜丝 100 克，大枣（去核）12 枚。1 天 1 剂，3 剂。

药效反馈：2 个月后，患者手脚有知觉了，用拐杖能自理了。

消化系统疾病（附医案 28 则）

我国胃病患者占总人口的比例达 42%，其中萎缩性胃炎患者占 12.42%，所以，故俗传"十人九胃病"。笔者在临床治疗了大量胃病患者，有的是单纯性的胃病，有的是肝胆疾病，有的甚至与癌症并存。笔者从临床中总结出针对"病因、病症、体质"，即"药病相对""药症相对""药体相对"的简洁用药法，十分容易掌握和复制，特公布分享。

胃病的"三因对照用药法"：①全身阳虚或胃阳虚：胃怕吃冷物，舌淡苔白。用药如制附子、桂枝、干姜、生姜等。②全身气虚或胃气虚：饭量减少，吃点食物，胃就胀。用药如黄芪、党参、炒白术、炙甘草、茯苓、麦芽糖、大枣。③胃阴虚或肝郁有热：胃热或胸膈热，口苦，胃灼热。用药如炒白芍、柴胡、黄芩、栀子、淡豆豉、生石膏、黄连。④肝气犯胃：一生气就胃或肋骨两边胀痛，难受。用药如柴胡、香附、川芎、元胡、紫苏。⑤痰饮不化：胃闷，呕吐清水。用药如姜半夏、炒枳实、陈皮、厚朴。

医案 1：两个"+"号的胃炎六剂痊愈

周某，男，60 多岁。2015 年初夏就诊，检查结果：胃炎，有两个"+"号。自诉心口痛（实际上是胃痛），不爱吃饭。舌淡苔白。

辨证思路： "男，60 多岁"，年高五脏六腑功能衰退减弱，切莫单用攻伐药，当用补脾养胃的炙黄芪（生者偏走上达四肢，炙者偏守中补脾胃）、党参、炒白术。"胃炎，有两个 + 号"，西医的胃炎症，中医分寒和热两个类型，年高多为寒证，用药当有制附子、生姜、桂枝、紫苏叶。"心口痛（实际上是胃痛）"，胃虚寒，胃有痰饮当用姜半夏、陈皮，胃气不降当用枳实，以上病因皆可以令胃疼痛。"不爱吃饭"，脾胃虚弱，当用芪参术和大枣。"舌淡苔白"，胃阳气虚，当用附桂姜。

综合辨证： 胃阳不足，痰饮郁阻。

治疗原则： 补胃温阳，化痰逐饮，佐以理气。

处 方

制附子（先煮 1.5 小时）6 克，桂枝 30 克，炒白芍 30 克，炙甘草 30 克，姜半夏 25 克，炙黄芪 50 克，紫苏叶 20 克，生姜丝 50 克，大枣（去核）6 枚，陈皮 30 克，生白术 20 克（当时没有炒的，只好用生的）。水煮服用，1 天 1 剂，每天服用 2～3 次，连服 6 剂。

药效反馈：患者 6 剂药服后，症状全无。截至写稿为止已四年，未再犯病。

医案 2：浅表性胃炎的治疗

张某，男，43 岁。体瘦形弱，当地医院确诊浅表性胃炎 2～3 年，每天下半夜，胃就会隐隐作痛，难受得无法入睡，偶尔感受如针扎一样，吃冷物加剧，舌淡苔白，多方医治无效。

辨证思路："43 岁，体瘦形弱"，阳气下降的年龄阶段。"浅表性胃炎 2～3 年"，病史数年，久病多虚。"每天下半夜，胃就会隐隐作痛，难受得无法入睡"，后半夜为阳气生发之时，阳气受损，故而生发不足，而病症加重。"偶尔感受如针扎一样"，阳气不足则寒凝而痛。"吃冷物加剧"，胃寒。"舌淡苔白"，阳气不足。

综合辨证：胃阳不足，痰饮郁阻。

治疗原则：补胃温阳，化痰逐饮。

处 方

桂枝 30 克，炒白芍 30 克，姜半夏 25 克，制附子（先煮 1.5 小时）30 克，炙甘草 30 克，干姜 20 克，党参 20 克，炒白术20克，茯苓20克，生姜丝100克，大枣（去核）12枚。水煮服用，服用时兑入麦芽糖2两，1天1剂，每天服用2～3次，连服6剂。

药效反馈：患者连续服用12剂，胃病基本康复，下半夜胃痛的症状也消失了。

医案3：胃痛胃胀胆囊炎三剂见效

杨某，男，中年人。胃痛、胃胀，怕吃冷的，而且胃痛时连着后背也疼痛，一生气胃痛就更严重。同时伴有身上出汗的症状，舌淡苔白。患者尚有胆囊炎。

辨证思路："胃痛、胃胀"，胃虚或肝郁则胃胀。"怕吃冷的"，胃阳不足或胃寒。"胃痛时连着后背也疼痛"，病情比较重。"一生气胃痛就更严重"，肝郁克胃。"身上出汗"，桂枝汤表虚证或玉屏风散气虚证。"舌淡苔白"，阳气虚。"患者尚有胆囊炎"，肝胆郁滞或少阳证。

综合辨证：病症之标为胃阳不足，寒饮不降，兼有气郁而滞；病症之本为气虚阳弱。

治疗原则：温胃化痰理气治病，补元温阳调体。

处 方

桂枝30克，炒白芍30克，炙甘草20克，麻黄10克，生黄芪60克，防风15克，炒白术20克，党参20克，干姜20克，陈皮10克，川芎10克，香附10克，姜半夏20克，栀子10克，淡豆豉15克，制附子（先煮1.5小时）30克，生姜丝100克，大枣（去核）12枚。水煮服用，服用时兑入麦芽糖2两，1天1剂，每天服用2～3次，连服6剂。

药效反馈：患者吃了 3 剂药后，胃痛大大缓解，又连续吃了二三十剂，防止复发。

医案 4：胃冷后背发热的治疗

张某，女，45 岁，山东省菏泽人。胃胀气，吃多了就难受，怕吃冷的食物，但后背发热，同时有便秘。

辨证思路："女，45 岁"，年高多虚证。"胃胀气，吃多了就难受"，脾胃虚弱。"怕吃冷的食物"，胃寒或胃阳气不足。"但后背发热"，郁热非实热。"便秘"，气虚肠胃运功能缓慢。

综合辨证：脾胃虚寒，胃气不降，兼有郁热。

处　方

生石膏 120 克，栀子 10 克，生黄芪 180 克，制附子（先煮 1.5 小时）30 克，桂枝 30 克，炒白芍 30 克，炒白术 20 克，生龙骨 30 克，生牡蛎 30 克，炙甘草 15 克，茯苓 20 克，泽泻 36 克，炒枳实 50 克，生姜丝 25 克，大枣（去核）12 枚。水煮服用，1 天 1 剂，每天分 2～3 次服用，连服 6 剂。

药效反馈：患者服了 6 剂药后，胃胀气和便秘消除，头也不晕了，后背热好转一半。后来在此方基础上做出了调整，患者又来抓了二十几剂药，后背热也消除了。

医案 5：胃病恶心呕吐的治疗

王某，男，53 岁。胃病有 3～4 年，常胃部疼痛、腹泻。早晨起来就恶心呕吐，恶心呕吐时眼泪都能出来，抽烟则头晕，一下雨胳膊就疼痛，腿也疼痛但下雨时不加重，舌淡苔白，脉沉。

辨证思路："53 岁，胃病有 3～4 年"，年高久病多虚。"胃部疼痛"，虚寒疼痛。"腹泻"，脾胃虚寒或肠寒。"早晨起来就恶心呕吐，眼泪都能出来"，胃气上逆。"抽烟则头晕"，肺气不足或肝胆有郁热。"一下雨胳膊就疼痛"，内阳气不足，外有寒湿气。"腿也疼痛但下雨时不加重"，经络不通，但同寒湿无关。"舌淡苔白，脉沉"，阳气虚。

综合辨证：阳气虚弱，脾胃虚寒，浊饮上逆，外有寒湿。

❧ 处 方 ❧

葛根 60 克，麻黄 10 克，桂枝 50 克，炒白芍 50 克，炙甘草 20 克，姜半夏 30 克，制附子（先煮 1.5 小时）50 克，生黄芪 100 克，生龙骨 30 克，生牡蛎 30 克，炒白术 20 克，茯苓 20 克，党参 20 克，生姜丝 150 克，大枣（去核）12 枚。水煮服用，1 天 1 剂，每天服用 2～3 次，并每天有一次盖被取微汗，连服 6 剂。

药效反馈：患者服完 6 剂药后，胃痛和恶心呕吐好转 2/3，患者一口气吃了三十多剂药，胃病彻底痊愈，胳膊疼痛也减轻。

中医同行对此医案的领悟

许仙言医：此方甚妙，妙用经方思路，俨然有古医之风，升降出入之道，隐乎其间，非杏仁圣手难为！别开生面，思之甚契仲景之法！以桂枝汤法化裁，少佐麻黄，非麻黄法也，桂枝强心阳，和营卫，少量麻黄开玄府之门，透寒邪于表，此之一法用之妙！附子、龙牡、四逆之变化，潜用阴阳，热自下而化，透于少阴、大阴，则三阴寒凝得化，虚火不作。

广龙：此病恶心欲呕，舌白脉沉，系中阳虚，胃气上逆为本。另有肩痛，阴雨加重，此为湿邪困表，肺卫失宣；至于双腿痛，应是脾肾两亏，筋骨失养所致。因此，此病可分三阶段治疗：第一阶段，苓桂术甘汤合附子理中汤加减。第二阶段，葛根汤合麻黄附子细辛汤加味。第三阶段，桂枝汤合金匮肾气汤加味。

医案 6：胃窦炎反酸灼热的治疗

高某，男。胃窦炎，吃冷的和辣的难受。胃泛酸水，有灼热感，同时伴有酒精肝，梅核气。

辨证思路："胃窦炎，吃冷的和辣的难受"，脾胃虚弱则不耐冷物，也不耐辣物。"胃泛酸水"，酸水为水饮不化。"有灼热感"，郁而有热。"酒精肝"，需养肝。"梅核气"，痰饮不化。

综合辨证：脾胃虚弱，痰饮不化，郁而有热。

处 方

姜半夏 50 克，干姜 50 克，黄芩 30 克，黄连 50 克，党参 50 克，大枣干 50 克，炙甘草 50 克，乌贼骨 50 克，栀子 30 克，淡豆豉 60 克，桂枝 50 克，炒白芍 50 克，制附子（先煮 1.5 小时）50 克。研粉过细筛，1 天 3 次，每次冲服 10～15 克，并嘱咐其需戒酒。

药效反馈：患者吃完一料药后，胃病痊愈。

正是：

反酸灼热胃窦炎，饮食冷辣皆难受。

补脾温胃散郁热，化饮降浊是病机。

医案 7：胃窦炎和头痛的治疗

王某，女，43 岁。胃窦炎，吃冷物则加重，觉得嗓子有痰，一早晨起来就打喷嚏打得头痛，头痛遇冷加重。

辨证思路："女，43 岁"，元气开始下降的年龄。"胃窦炎，吃冷物则加重"，胃阳气不足。"觉得嗓子有痰"，阳虚痰饮不化。"一早晨起来就打喷嚏打得头痛，头痛遇冷加重"，更加确定阳气不足。

综合辨证：阳气不足，经络不通，胃寒痰凝。

❧❦ 处 方 ❧❦

制附子（先煮 1.5 小时）40 克，生黄芪 150 克，川芎 30 克，白芷 15 克，麻黄 15 克，细辛 15 克，党参 30 克，当归 30 克，姜半夏 25 克，桂枝 50 克，炒白芍 50 克，炙甘草 15 克，炒神曲 20 克，生姜丝 150 克，大枣（去核）12 枚。水煮服用，1 天 1 剂，每天服用 2～3 次，连服 6 剂。

药效反馈：6 剂药后，病症大大减轻，十几剂药后，胃窦炎与头痛皆愈。

医案 8：胃寒天冷就痛的治疗

邱某，女，50 岁，青岛人。长年胃寒胃痛。皮肤干，痛痒。肾囊肿，胆囊息肉，乳腺纤维瘤，身上有结节。手脚冰凉，天冷浑身就不舒服，骨节疼痛，冬天皮肤干裂，天冷时头痛，痛得厉害时，眼睛睁不开。大便 2 天 1 次，同时有子宫肌瘤。

辨证思路："女，50 岁"，年高，阳气和阴血多虚。"长年胃寒胃痛"，胃寒。"皮肤干，痛痒"，阳气不足，不充养皮肤。"肾囊肿，胆囊息肉，乳腺纤维瘤，身上有结节"，阳气不足则血不易运行而为肿瘤。"手脚冰凉，天冷浑身就不舒服，骨节疼痛，冬天皮肤干裂，天冷时头痛，痛得厉害时，眼睛睁不开"，元阳不足，元气不足。"大便 2 天 1 次"，正常范围。"子宫肌瘤"，气滞血瘀。

综合辨证：胃阳不足，经络寒凝。

治疗原则：温胃益气，舒经通络。

熟地黄 20 克，当归 30 克，独活 10 克，白芷 15 克，制附子（先煮 1.5 小时）50 克，麻黄 15 克，桂枝 50 克，炒白芍 50 克，炙甘草 15 克，生黄芪 100 克，细辛 10 克，生姜丝 150 克，大枣（去核）20 枚。水煮服用，1 天 1 剂，每天服用 2～3 次，连服 6 剂。

药效反馈：10 剂药后，胃病、头痛和骨节疼痛、皮肤干、痛痒，皆已大大好转，继续治疗别的病症。

医案 9：胃胀呃逆的治疗

谢某，女，47 岁，青岛人。胃总觉得饱胀，呃逆不断。怕吃冷的，病史已有多年。浑身不舒服，身上出热汗。左下腹疼痛，腿、腰沉重，膝盖疼痛，脉沉。

辨证思路："女，47 岁"，年高胃气功能开始下降，用党参、炙甘草。"胃总觉得饱胀，呃逆不断"，胃气不疏，用川芎、香附、柴胡、枳壳。"怕吃冷的，病史已有多年"，胃寒，用生姜丝、桂枝。"浑身不舒服，身上出热汗"，柴胡桂枝汤证。"左下腹疼痛"，桂枝汤证。"腿、腰沉重，膝盖疼痛，脉沉"，阳气不足。

综合辨证：胃寒膈热，太阳伤风，营卫不和。

治疗原则：温胃清热，疏肝理气，调和营卫。

栀子豆豉汤、桂枝汤、小柴胡汤、柴胡舒肝散合方加减

栀子 15 克，淡豆豉 30 克，桂枝 30 克，炒白芍 30 克，姜半夏 25 克，柴胡 24 克，黄芩 15 克，党参 30 克，炙甘草

15 克，枳壳 15 克，陈皮 25 克，川芎 15 克，香附 15 克，生姜丝 50 克，大枣（去核）12 枚。水煮服用，1 天 1 剂，每天服用 2～3 次，连服 6 剂。

药效反馈：吃了 6 剂中药后，胃部症状大大减轻，于是又连着吃了十几剂，彻底痊愈，至今未再犯病。

医案 10：少儿消化不良的治疗

胡某，7 岁，其母亲领来看病。胃经常感觉恶心，常年不爱吃饭，怕吃冷的，体质弱而形偏瘦。

辨证思路："胃经常感觉恶心"，姜半夏必用。"常年不爱吃饭"，这是小建中汤的适应证。"怕吃冷的"，加附子以散胃寒。

综合辨证：脾虚胃寒。

治疗原则：补脾温胃。

～～ 小建中汤加味 ～～

桂枝 30 克，炒白芍 30 克，姜半夏 25 克，蒸附子 25 克，炙甘草 15 克，大枣干 15 克。1 剂的量开了 10 剂药，打成粗粉，每次取 30 克，同生姜丝 30 克，水煮服用，1 天 2～3 次。

注：当时为了替患者省钱，同时方便小孩长期服用方便，而将汤剂改成粗粉的小煮剂。

药效反馈：一个月后，其母亲告知，孩子的病完全好了。

正是：

脾虚体瘦消化弱，恶心胃寒怕食冷。

病症简洁辨证易，补脾温胃药勿多。

医案 11：胃病伴恶性肺肿瘤的治疗

患者，女，66 岁，青岛人。肺部恶性肿瘤，面暗黄，体形虚胖。从 2007 年开始，胃灼热，饭量偏少。吃地瓜、土豆和甜食就反酸、加重，甚至喝稀饭、饮红茶也胃灼热，但喝绿茶无上述症状。整天呃逆，大便 1 天 1 次，不成形。高血压 145/100mmHg，糖尿病六七年。最近牙痛，有口腔溃疡 2 ～ 3 年，脉沉实。我让其吃生姜一小块，胃灼热没有加重。

辨证思路："女，66 岁"，年高注意扶正气。"肺部恶性肿瘤"，阳气不足则凝为肿瘤或气滞血瘀。"面暗黄"，脾胃虚弱。"体形虚胖"，阳气虚则水湿不化。"从 2007 年开始，胃灼热，饭量偏少"，久病多虚且有郁热，胃虚则食量少。"吃地瓜、土豆和甜食就反酸，加重"，脾胃虚弱不消化则反酸。"喝稀饭，饮红茶也胃灼热，但喝绿茶无上述症状"，阳气不足不运化水饮，故而怕喝稀饭。红茶为热，绿茶为凉，有郁热故而喝绿茶不胃灼热。"整天呃逆"，胃气不降。"大便 1 天 1 次，不成形"，次数为正常，但不成形，脾虚之象。"高血压 145/100mmHg"，慢性高血压多为阳气不足。"糖尿病六七年"，气阴两虚。"牙痛，有口腔溃疡 2 ～ 3 年"，有虚火或郁火。"脉沉实"，沉为阳虚，实为火。"我让其吃生姜一小块，胃灼热没有加重"，更加确定胃阳气虚是根本，郁热是标。

医案篇

处 方

枳壳 10 克，栀子 30 克，干姜 10 克，蒸附子 50 克，生大黄 15 克，姜半夏 15 克，黄芩 20 克，黄连 20 克，党参 10 克，生甘草 10 克，炙甘草 15 克，桂枝 15 克，茯苓 10 克，炒白术 10 克，生莪术 20 克。将以上药研粉，温开水冲服，1 天 3 次，每次 5 ～ 10 克。

药效反馈：服完一剂药后，胃的症状基本消失，两剂药后，地瓜、土豆、甜食皆可以服用，后患者长期让笔者为其调理身体。

医案 12：生气后腹痛胃痛两剂即愈

王某，女，52 岁。生气后就腹痛和胃痛，胃痛时连着后背痛，口苦。

综合辨证：肝郁克土，肝气犯胃。

治疗原则：舒肝和胃，缓急止痛。

柴胡疏肝散加味

柴胡 20 克，炒枳壳 20 克，炒白芍 20 克，炙甘草 15 克，桂枝 20 克，陈皮 10 克，川芎 6 克，香附 10 克，生姜丝 50 克，大枣（去核）12 枚，麦芽糖（冲服）50 克。1 天 1 剂，连服 2 剂。

药效反馈：患者吃了 2 剂药病症即愈。

❖ 临床经验总结

本医案的患者在中医里属于情志失调，抑郁恼怒，肝失条达，气机不畅；引起的脏腑经络气血郁滞，故而腹痛和胃痛。如《证治汇补·腹痛》谓："暴触怒气，则两胁先痛而后入腹。"方中以柴胡功善疏肝解郁，用以为君。香附理气疏肝而止痛，川芎活血行气以止痛，二药相合，助柴胡以解肝经之郁滞，并增行气活血止痛之效，共为臣药。陈皮、枳壳理气行滞，芍药、甘草养血柔肝，缓急止痛，均为佐药。甘草调和诸药，为使药。诸药相合，共奏疏肝行气、活血止痛之功。

医案 13：胃痛胀热两剂速愈

康某，女，青岛人，2016 年夏天就诊。一周前吃了冷的香瓜，开始出现胃痛、胃胀、胃热等症状。患者在当地打了几天点滴，吃了西药也不见好转。脉沉，面黄体瘦，月经量少。

我诊断完后说："你这个胃病症状好消除，因为是新得之病，凭着我以往的临床经验，两剂药应该能够痊愈。但面黄体瘦，月经量少，就没有那么快，需要慢慢补脾生血。"患者又问："需不需要西医检查？"我说："两者不冲突，检查完了来吃中药也可以，不检查直接吃中药也可以，随你。"患者决定先不去检查，先吃我 2 剂药试试。我于是直接辨证开方如下。

栀子豆豉汤、生姜泻心汤加炒神曲

栀子 15 克，淡豆豉 30 克，党参 30 克，姜半夏 25 克，黄芩 15 克，黄连 6 克，干姜 20 克，生石膏 60 克，炙甘草 20 克，炒神曲 20 克，生姜丝 50 克，大枣（去核）12 枚。1 天 1 剂，2 剂。

综合辨证： 胃虚不运，寒郁化热。

注意事项： ①用 0.5 ～ 1 升冷水将上药浸泡 30 分钟，然后猛火煮开；②然后改成小火再煮 30 分钟，倒出药汁；③再加开水 0.5 升，然后猛火煮开，改成小火再煮 30 分钟，倒出药汁；④将两次的药汁合并，放到火上浓缩成 350 ～ 400 毫升；⑤然后将汤药一分为二，早上空腹和晚上临睡觉前各喝一次，效果最好；⑥如果喝药后，大便稀，次数多，是正常现象，其在清热消炎。

药效反馈： 反馈称喝完药当天胃就不痛了，2 剂药喝完，胃病症状完全消除。

正是：

平时脾虚胃弱体，骤食寒凉反化热。

本虚症实需兼顾，温胃清热双向调。

两剂中药胜点滴，谁说中医慢郎中。

医案14：不敢吃冷物并伴内痔便血的治疗

患者，男，出家师父。很瘦，在四川的山区湿热地长期修行，患有口腔溃疡。不敢吃寒冷食物，有内痔伴随便血。手脚冰凉，多方求医问药无效。

辨证思路："很瘦"，形弱多虚证。"在四川的山区湿热地长期修行，患有口腔溃疡"，气虚不养肌肤，故而成溃疡。"不敢吃寒冷食物"，胃寒。"有内痔伴随便血"，气滞血瘀。"手脚冰凉"，全身阳气不足。

综合辨证：元阳不足，胃寒气虚，夹有湿热。

内服药

制附子（先煮1.5小时）10克，生甘草20克，炙甘草20克，制半夏30克，干姜25克，黄芩15克，黄连6克，党参30克，炒白术15克，炒白芍30克，赤芍30克，柴胡20克，当归100克，生姜丝60克，大枣（去核）12枚。水煮服用，1天1剂。

外敷药

川乌50克，草乌50克，细辛50克，吴茱萸50克。打成粉，分成10份，同葱白250克外敷，每天30分钟。外敷药（加热）放在肚脐上，以散胃寒。

药效反馈：患者吃了8剂中药后，敢吃冷物了，手脚也觉得温热暖和了，便血的现象消失了。

正是：

莫道出家皆清闲，修行疾苦几人知？

若能红尘脱俗出，无人无我天人师！

医案 15：生莪术治疗胃病

张某，男，老年人。吃点饭胃就发胀，呃逆，胃气上顶，长年有胃病并伴有脚冷。最近几天加重，饭量大减，特来求诊。左手脉，心脉弱，肝脉濡，肾脉浮；右手脉沉。舌淡苔白。

辨证思路："年高，久病"，多气虚。"心脉弱，肝脉濡"，为气虚。"右手脉沉，脚冷"，为阳虚。肾脉虽浮奈何总体气虚阳虚，此浮，为虚浮也因肝郁导致胃气上逆。

综合辨证：补气温阳，疏肝解郁，降胃化饮。

❧ 处 方 ❧

柴胡 20 克，黄芩 15 克，姜半夏 25 克，党参 30 克，炙甘草 15 克，枳壳 15 克，炒枳实 30 克，制附子（有毒，先煮 1.5 小时）40 克，生黄芪 160 克，生莪术 70 克，茯苓 30 克，炒白术 30 克，桂枝 30 克，猪苓 30 克，泽泻 30 克，香附 10 克，生姜丝 100 克，大枣（去核）12 枚。1 天 1 剂，3 剂。

药效反馈：患者服用 3 剂药后，病症大大减轻，又原方不变抓了 3 剂药，共吃了 6 剂，病症基本消失。于是将原方汤剂，保持不变，换成熬制的膏方，以补养善后。

❷ 关于"守方"和"改方"的疑问解答

问：临床时什么条件下需要"守方"？

答：慢性病、内伤、虚证、病因明确下，需要"守方"治疗。

问：临床时什么条件下需要"改方"？

答：如果患者服药后没有达到预期效果，或者发现开过的方子有失误，或者病情有新的变化时，就需要"改方"。一般是急性病、变化快的病，发现有新病症时，疑难病"改方"或者"变方"的次数相对会多。当然，有的医生怕药方外泄，即使慢性病见效了，也有不断"改方"的，或者见效了想提升价格，也会出现"改方"现象，通过加减点无关紧要的药，让患者难以对比具体药的价格，从而达到多谋利的目的。这种做法也是中医行业比较流行的，是不公开的秘密。中医师不按照患者病情需要而改方，这与中医技术本身无关，而同人心有关。

医案16：小建中汤治疗胃病

患者主诉胃部难受。吃过木香顺气丸，昨天又与大山楂丸和保和丸配着吃，均无改善。有段时间用南师肚脐贴，可能和饮食有关系，后来开始腹胀、不通气。去年喝桃仁承气汤有用，今年就不行。有时需要按住肚子揉才轻松些。最近几天，尤其下午时就感觉胃隐隐难受，有点腹胀。舌淡嫩苔白。

我一看病因很简单，脾胃虚寒，开了小建中汤，让其服用。

药效反馈：第3天，患者反馈说喝了一天多，没有那种胃特别不适的感觉了。

❖ 临床经验总结

患者久病多虚，按住肚子揉才舒服，更印证是脾胃虚寒。另外，从患者服用木香顺气丸、大山楂丸、保和丸效果都不理想的情况看，也可以排除肝气郁结和食积。因此选用了主治中焦虚寒，腹中拘急疼痛，喜温喜按的小建中汤，果然一服即奏效。

医案17：食管发热，反流性食管炎的治疗

刘某，男，滨州人。在一次饮白酒过量后，出现食管发热，胃灼热反酸。下午到晚上时症状加重，并且经常呃逆，饭量减少。多方医治，效果不显。

综合辨证：膈热肝郁胃虚。

小柴胡汤、半夏泻心汤、栀子豆豉汤合方

柴胡20克，姜半夏20克，干姜20克，黄芩15克，黄连10克，党参30克，生甘草10克，生大黄10克，栀子15克，淡豆豉30克，枳壳15克，生石膏60克，乌贼骨10克。水煮服用，1天1剂，10剂。

药效反馈： 吃了4剂很见效，食管不怎么发热了。医嘱患者下午病症严重时，可以加服一碗。

❖ **临床经验总结**

本医案患者在饮酒睡醒后，出现食管发热，胃灼热反酸，是因为白酒性热，郁结在肝胆胃所致。故而用清膈热之栀子、和胃散郁之淡豆豉配以疏肝散郁的小柴胡汤治疗。此病表现在膈、肝、胆经的病证，邪不在表，也不在里，汗、吐、下三法均不适宜，只有采用和解方法。方中柴胡透解邪热，疏达经气；黄芩清泄邪热；法夏和胃降逆；人参、炙甘草扶助正气，抵抗病邪；生姜、大枣和胃气，生津。使用以上方剂后，可使邪气得解，少阳得和，上焦得通，津液得下，胃气得和，有散郁清热之功效。

医案18：晨起恶心呕吐的治疗

张某，男，青岛人。长期饮酒，每天早晨起来都会恶心呕吐。

综合辨证： 肝热而郁，胃虚而寒。

小柴胡汤加枳壳

柴胡20克，黄芩15克，姜半夏25克，党参30克，枳壳15克，炙甘草15克，生姜丝50克，大枣（去核）12枚。水煮服用，1天1剂。

药效反馈：3剂后，恶心呕吐已减轻，继续服药。

❖ **临床经验总结**

小柴胡汤出自张仲景《伤寒论》，究组方奥义，约为三端：一是柴胡配黄芩，柴胡味苦微寒，气质轻清，以疏解少阳经中之邪热；黄芩苦寒，气味较重，可清少阳胆腑之郁火，二药相合，经腑同治，清疏并行，使气郁得达，火郁得发，枢机通利，胆腑清和。二是半夏配生姜，一则调理胃气，降逆止呕；一则佐柴胡，黄芩以疏郁逐邪；一则行甘草，大枣之泥滞；一则化痰消饮以利三焦畅达。三是人参、甘草、大枣相伍，其用有三，一者，扶正祛邪，因病入少阳，正气有衰，故入此益少阳正气，助正抗邪；二者，防邪内入，因少阳为阳明之枢，正虚之时，外邪易入三阴，故遵"见肝之病，知肝传脾，当先实脾"之旨，预为固护，使邪气不得内传。三者，抑柴、芩之苦寒，以防伤害脾胃之气。如是寒热并用，攻补兼施，相辅相成，既能疏利少阳枢机，又能通达气机升降，更使内外宣通，气血调达，而成和解之良剂，故后世称其为"和剂之祖"，洵非虚誉。

医案19：一剂治愈急性肠胃炎

周某，男，青岛人。昨晚半夜腹泻、呕吐，自我感觉低热，体温37.2℃。

综合辨证：太阳伤风，少阳不和，太阴有寒。

治疗原则：驱风散寒，和解少阳，温补太阴。

⟞⟝⟞⟝ **柴胡桂枝汤** ⟞⟝⟞⟝

柴胡24克，黄芩15克，姜半夏25克，党参30克，生姜丝30克，大枣（去核）12枚，炙甘草12克，桂枝20克，炒白芍20克。水煮服用，1剂。

药效反馈：1剂即愈。

❖ **临床经验总结**

柴胡桂枝汤，具有和解少阳，调和营卫之功效。主治外感风寒，发热自汗，微恶寒，或寒热往来，鼻鸣干呕，头痛项强，胸胁痛满，脉弦或浮大。本方为少阳、太阳表里双解之轻剂，取小柴胡汤、桂枝汤各半量，合剂制成。桂枝汤调和营卫，解肌辛散，以治太阳之表，小柴胡汤和解少阳，宣展枢机，以治半表半里。柴胡桂枝汤作为小柴胡汤和桂枝汤的合方，源为伤寒太阳少阳合病而设。既有和解少阳、解肌发表之功，可治外感伤寒太阳、少阳之病，又有外和营卫、内调气血之效，可治内外杂病营卫气血经脉不通之病。

医案 20： 胃病伴舌苔白厚，胃胀气上顶，泛酸的治疗

陈某，男，年近五十，温州知名画家。其母亲与大姐皆是西医师，并在市医院工作。陈某的外公在世时是温州名中医，故本人也常看些中医书籍。陈某长期患有胃病，舌苔白厚，胃胀气上顶，泛酸，吃冷或吃热的食物皆加重，饭量比未得病前减少，身体别无他病。身体高而瘦，骨骼框架很大。多次服用中药皆无效。

2014 年与我有缘相遇，请我为其治疗。于是我开方半夏泻心汤，重用姜半夏 30 克，并详解医理，陈某高兴而去。过了几天，患者偕同妻子一起高兴地说："吃了半夏泻心汤后，效果很好，症状几乎没有了。"其妻子还说："我去经常抓药的地方，药店的坐堂医生说，嗯！这分明是半夏泻心汤嘛！我说，那你们知道，咋不早说，人家开出来了，你们又说是半夏泻心汤。药店的坐堂医生哑口无言！"其妻在诉说的时候，我和陈某都为其妻子直爽的话语，引得发笑。

陈某说："中医关键在于辨证，方剂中医师都知道，就是辨证不准，所以才用不对方药！"陈某不愧是懂得医理的人，说话都能说出关键呀！陈某又进一步相问，如何能让此胃病不容易复发，我说："附子理中丸和半夏泻心汤以 2 : 1 的比例，长期服用。"陈某问："医理何在？"我答："中焦阳气不足故而导致胃中痰饮不化而有郁热。急则治标，温化痰饮，兼以清热；缓则治本，理中温阳，可断病源。"

陈某恍然大悟，信服而去！

医案 21：胃癌剧痛三剂缓解

石某，男，60岁，青岛人。胃癌做了胃切除手术，胃吸收不好，不爱吃饭，腹胀，生气则加重，手脚冰凉，脉沉。胃癌合并肠粘连引起的剧痛，疼痛发作时生不如死，静脉滴注止痛药虽能缓解，但再次发作时疼痛的程度丝毫不减，患者强烈要求先止痛。

辨证思路："60岁"，正气衰退的年龄。"胃癌做了胃切除手术"，手术后元气多虚，而且创伤之处或气滞血瘀或气血不充养留遗症。"胃吸收不好，不爱吃饭，腹胀"，脾胃虚弱则不运化而虚胀。"生气则加重"，肝气郁结。"手脚冰凉，脉沉"阳气不足。"胃癌合并肠粘连引起的剧痛，疼痛发作时生不如死"，阳不足则虚寒重，寒则收引而痛，气血不足则不充养伤口，则虚痛，做手术经脉有损而气滞血瘀而痛。

综合辨证：阳虚不运，寒凝则痛，气血不足，虚损则痛，气滞血瘀，郁阻则痛。

治疗原则：温阳助运，散寒止痛，补气养血，充养肌肤，活血化瘀，通经止痛。

❧ 处 方 ❧

党参 30 克，炒白术 30 克，干姜 30 克，炙甘草 20 克，生黄芪 150 克，生莪术 75 克，蒸附子 40 克，桂枝 50 克，炒白芍 50 克，生姜丝 100 克，大枣（去核）12 枚。1 天 1 剂，水煮服用，连服 3 剂。

❧ 外敷药 ❧

肉桂 1 两，桂枝 3 两，荆芥 1 两，麻黄 1 两。打成细粉，每次取一小把药粉同葱白捣碎，敷在肚脐眼上，再盖一层布，上面放上热水袋。每天 1 次，每次敷半小时到 1 小时。

药效反馈： 3剂药后，患者虽然还有痛感，但已大大减轻，可以不用静脉滴注了。

❖ **临床经验总结**

本医案是以制附子、桂枝，温阳助运，散寒止痛。生黄芪、炒白芍，补气养血，充养肌肤止痛。以莪术活血化瘀，通经止痛。以党参、炒白术、干姜、炙甘草，四君子汤来补气。以生姜丝、大枣，温运健脾养胃。同时用外敷肚脐药肉桂、桂枝、荆芥、麻黄、葱白来增强温运止痛的效果。

医案22：胃病治疗

昌某，男，43岁。体形偏瘦，因胃病求诊。一周前开始胃不舒服，吃任何东西都没胃口。下午5点多会有反酸的感觉，干呕一下才能缓解，饭后有闷胀感。既往有肝炎，胆囊息肉。饭后立刻有便意，很少吃冷物。发病前，有次吃了约一斤葡萄。吃刺激性食物后，口腔内会分泌很多唾液。本次发病后，找过医生做了1次针灸，3次艾灸，吃了4剂药，均无效果。

辨证思路： "男，43岁，体形偏瘦"，虚证体形。"胃不舒服，吃任何东西都没胃口"，脾胃虚弱。"胃有反酸的感觉，干呕一下才能缓解"，胃内有水饮不化。"饭后有闷胀感"，脾胃虚弱可以虚胀或水饮不化也可以闷胀。"肝炎，胆囊息肉"，久病，慢病，肝胆多虚。"饭后立刻有便意"，脾虚肠寒。"发病前，有次吃了约一斤葡萄。吃刺激性食物后，口腔内会分泌很多唾液"，脾胃原本虚弱，过食甘甜则甜腻不化，汁多不能被原本虚弱的脾胃运化，则原本有益人体的汁液，也变成病邪的水饮不化了。

综合辨证： 脾胃虚弱，水饮停胃。

❧ **处 方** ❧

姜半夏25克，生姜丝50克，附子理中丸（后下）15克，一起煮水喝。1天分2次，空腹服用（有利于化气消饮）。

药效反馈：效果极佳。

❖ **临床经验总结**

本医案其实辨证和用药很简单，从体形和久病，可知原本就脾胃虚弱，所以要用附子（制）、党参、白术（炒）、干姜、甘草，来补脾胃益中气，助消化。又因为患者食用过量的甜汁的葡萄，出现了水饮停胃的病症，所以另外加了燥湿化痰的姜半夏和运化水饮的生姜丝。

医案 23：寒性便秘的治疗

2014 年秋天遇到一个女孩子，已经十几天不排便，伴有严重腹胀，还有口腔溃疡。女孩不敢吃饭，只吃少量水果。已服通便药、火麻糊等，甚至肛门灌肠，皆无效。患者年龄不足 20 岁，面色偏黄白，舌淡苔白，脉濡缓，分明是中医的"阳虚气寒，运化不力"之虚寒便秘。

患者先前服用的"通便药"是中医味苦性寒的芦荟、大黄，这不是"雪上加霜"更加导致"便秘"吗？至于火麻糊中的火麻仁性味甘、平，适合肠燥便秘，针对"阳虚气寒，运化不力"来说，也属于不对症。而肛门灌肠无效，说明便秘的部位不仅仅是在大肠的下端，当属于胃、小肠整个消化系统的问题，也就是《伤寒论》中的"阳明胃家实"病症，但此症为胃家实的寒证，而非火证。患者如此折腾了十几天都无效，幸好是个整体元气尚旺的年轻人，否则按"清热泻火法"治疗，那后果将不堪设想！我当晚连夜让其用温运法治疗。

🌸 内服温热药方 🌸

当归 100 克，生姜 300 克，羊肉 250 克。可以加盐，油，调料，煮好后，让其喝汤吃肉。

临证传奇·肆 中医求实

外敷温运药

葱白250克，制附子粉25克。一同捣碎，隔布敷神阙穴，外面再盖上一层粗布，让其将电熨斗放在粗布上加热，注意不要烫伤，保持热度维持2小时。

患者外敷时就觉肠鸣不断伴随排气，感觉腹内轻松舒适无比。次日早晨患者即得了畅便，并且口腔里的溃疡面也完全愈合了，高兴无比。

正是：

> 便秘莫认皆是火，阳虚寒凝运无力。
>
> 好比严冬天地寒，江河成冰水不流。

❖ 临床经验总结

当归味甘而重，专能补血，凡妇女血虚闭经，面色萎黄，衰弱贫血，都可以用当归治疗。中医学认为精血同源，血虚者津液也不足，肠液亏乏易致大便秘结，当归可润肠通便，生姜，发汗解表，温中止呕，对脾胃虚寒不运化，新陈代谢缓慢者有很好的推动作用。《本草纲目》中说："羊肉能暖中补虚，补中益气，开胃治虚劳寒冷。"这三味中药配伍，具有补血润肠通便、温运散寒、补虚助消化的作用。外以葱白，制附子粉助运化，大便自通畅。

医案24：胃寒身热的治疗

王某，女，39岁。主诉吃冷物、衣服穿少了就会胃痛，一冷后背就痛。不敢吃冷物、甜食和大蒜，一热很容易出汗。

辨证思路："不敢吃冷物"，胃阳不足。"不敢吃甜食和大蒜"，脾胃虚弱，运化无力，所以不耐甜腻和辛辣。"一热很容易出汗"，阳气虚之浮热或表虚之桂枝汤证。

医案篇

综合辨证： 太阴阳虚而有寒，太阳伤风而有虚。

配方思路： 四逆汤温里补阳兼固表，桂枝汤散热止汗又温里。

处 方

蒸附子 20 克，桂枝 30 克，炒白芍 30 克，炙甘草 15 克，生姜丝 50 克，大枣 12 枚，干姜 20 克。水煮服用，1 天 1 剂，3 剂。

药效反馈： 3 剂药后，所有症状基本消失。

医案 25：长期水样腹泻的治疗

王某，女，年近 60 岁。长期水样腹泻，受寒则加重，甚至冬天有大便失禁的现象，十分窘迫。

辨证思路： "女，年近 60 岁"，年高正气不足。"长期水样腹泻"，脾胃虚寒或肠寒或湿气侵犯，皆可以出现。"受寒则加重"，脾胃和大肠阳气不足。"甚至冬天有大便失禁的现象，十分窘迫"，体内阳气不足，故天冷时则加重。

综合辨证： 脾肾阳虚，固摄失常。

治疗原则： 温脾止泻，补肾固摄。

四逆汤、附子理中丸、四君子汤、桂枝汤合方加怀山药

蒸附子 50 克，桂枝 50 克，炒白术 50 克，干姜 50 克，怀山药 50 克，茯苓 50 克，党参 50 克，炙甘草 50 克。研粉过筛，开水冲服，一天 2～3 次，每次 10～15 克。

药效反馈：1料药服完，其病症即愈，至今3年未犯。

医案 26：胆囊炎剧烈疼痛的治疗

杨某，男，50多岁，青岛沙子口人。长年患有胆囊炎，并继发性胃痛，痛得严重时，后背跟着疼痛且发胀，服用西药、静脉滴注，皆无效。脉濡数。患者每次发作时，就找我吃汤药，往往3剂即可马上止住疼痛。但生气和喝酒时容易发作，我告诉其病情缓解后，中药打成粗粉，长期服用，以绝后患。患者吃了几剂中药后，开始嫌中药苦和煮药麻烦，病情一缓解，就控制不住去喝酒，导致病情再次发作。患者经过几次这样折腾后，开始接受中药粗粉长期服用的建议。现将针对"胆囊炎剧烈疼痛"的方子公布如下。

处 方

桂枝30克，炒白术30克，泽泻30克，茯苓20克，姜半夏25克，干姜20克，黄芩10克，黄连6克，党参30克，炙甘草20克，柴胡20克，枳实15克，炒白芍30克，蒸附子30克，川芎6克，炒香附10克，枳壳10克，麻黄10克，杏仁10克，生黄芪50克，栀子15克，淡豆豉30克，生姜丝150克，大枣（去核）12枚。1天1剂，连服3剂。

注：粗粉的药方就是将上方乘以3倍的量，每次抓一小把，水煮服用即可。

辨证思路："男，50多岁"，人体正气不足的年龄。"长年患胆囊炎"，久病多为阳气虚，标为肝胆瘀滞。"胃痛严重时，后背跟着疼痛且发胀"，肝郁克胃。"脉濡数"，濡为气虚，数为肝胆郁热。"生气和喝酒时容易发作"，保养很重要，未得病之人尚可得病，已得病之人，康复后更要注意保养。"中药打成粗粉，长期服用，以绝后患"，缓则以

膏、散、丸而巩固和保养。

医案 27：单方一味大黄治胃热

患者，男，中年人，体力不错，从事重体力工作。患有胃病多年，主要症状就是胃灼热，但饭量一点不减少，反而很能吃。我一看患者别无他病，于是让其用生大黄研粉冲服，1 天 2 次，每次 5 ～ 10 克。数日后，患者相告其病症完全消失。

大黄这味药在临床中我很少单独使用。因为其味苦，性寒，只有在体格壮实，脾不虚，胃不寒，又患有实热证时才使用。如平时体实，胃不怕吃冷物，忽然出现面红目赤、口唇干裂、口苦燥渴、口舌糜烂、咽喉肿痛、牙龈出血、鼻衄出血、耳鸣耳聋、疖疮乍起、身热烦躁、尿少便秘、尿血便血、舌红不润苔干黄、或黑或紫或有芒刺、脉实滑数等证，则可单独应用大黄。

医案 28：一味大萝卜帮助术后排气

腹外科最多的就是阑尾炎手术，手术后如果肛门不排气，则提示肠道功能没有恢复，此时不可给予流质饮食。一位西医师懂点中药知识，术后让患者将平常食用大萝卜煮水服用。大多数患者当天就排气，这样就可以让患者早点进食。

 ## 泌尿系统疾病（附医案 9 则）

医案 1：三金莪豆排石汤助排结石

赵某，菏泽人。患有肾结石，大小超过 1 厘米。患者先在医院粉碎，然后服用"三金莪豆排石汤"（处方如下）。

金钱草100克，海金沙（布包）30克，鸡内金30克，莪术70克，赤小豆150克，猪苓15克，茯苓20克，泽泻15克，柴胡15克，滑石15克，白茅根30克，阿胶（烊化分次兑服）15克，车前子（包煎）15克，怀牛膝20克，厚朴15克，枳实10克，生大黄10克，黄芩15克，姜半夏20克，生黄芪120克，生姜丝25克。1天1剂，分2～3次空腹服用，连服3～7剂。

药效反馈： 服药后3小时大便稀，3小时后，自行停止。服到第4、5剂药，小便时明显感觉到突然尿出3块小结石，所有结石引起的不适症状即刻消失。

❖ 临床经验总结

"三金莪豆排石汤"是以金钱草为君药，具有利水通淋、清热消肿的功效，治疗石淋有特效，盖取其咸能软坚之意，有利于尿道结石的排出。海金沙性味甘寒，入小肠、膀胱经，有利水通淋、治石淋茎痛、助金钱草的排石之功，故列为臣药。炙鸡内金具有化石消积，同是兼健脾理肠的作用，防止消石之品碍胃之弊。莪术具有活血化瘀、消积导滞的作用，加强排石，以赤小豆利水消肿，有利排石，故而，此方以上诸药命名"三金莪豆排石汤"。然后以具有利水通淋功效的猪苓、茯苓、泽泻为辅，柴胡疏肝散郁，枢转气机，滑石清热通淋，白茅根清热利尿，车前子利水通淋，怀牛膝活血化瘀，有利排石，厚朴理气调气，枳实下气消积，生大黄清热通淋化瘀，黄芩清热泻火，姜半夏消肿散结，生姜丝养脾胃，生黄芪大补元气，可助排石，配以阿胶滋阴补血，可避免众多利水通淋药，损伤利水伤阴。所以本方治疗尿路结石有良好疗效，又不伤正气耗损阴液。

医案2：输尿管结石三剂药排下

葛某，男。输尿管结石。吃不下饭，吃饭就有点反胃，肚子胀痛。今天B超说左侧有点积水。于是我便将"三金茺豆排石汤"发过去。

❧ 处 方 ❧

猪苓15克，茯苓20克，泽泻15克，滑石15克，阿胶（烊化，分次兑服）15克，车前子（包煎）15克，金钱草100克，鸡内金20克，怀牛膝20克，厚朴15克，枳实10克，大黄10克，柴胡15克，黄芩15克，半夏20克，生姜15克。1天1剂，连服3剂。空腹有利于排石，最好空腹服用。

药效反馈： 3剂药后，结石顺利排下。

❖ 临床经验总结

结石适合手术的情况：①尿管存在狭窄者；②双侧或单侧输尿管结石嵌顿伴感染引起尿闭者；③结石较大，肾积水严重，肾功能很差者；④体外震波不能定位或震波失败者；⑤临床不能除外肿瘤或结核；⑥结石嵌顿时，患者疼痛剧烈的危急病情。

医案3：独活寄生汤加味治疗前列腺炎

王某，男，50多岁，青岛市胶南人。长期患有前列腺炎，尤其冬天更加严重。我在临床中用"独活寄生汤"加味治疗遇冷严重的中老年的前列腺炎，效果十分不错，处方如下。

❧ 处 方 ❧

生黄芪100克，蒸附子40克，生石膏60克，莪术30克，枳壳20克，柴胡20克，枳实20克，桂枝50克，炒白芍50

克，炙甘草 15 克，姜半夏 25 克，炒香附 15 克，川芎 15 克，党参 30 克，麻黄 15 克，独活 10 克，桑寄生 10 克，秦艽 10 克，防风 10 克，细辛 10 克，当归 10 克，熟地黄 10 克，肉桂 10 克，杜肿 10 克，怀牛膝 10 克，茯苓 10 克，生姜丝 150 克，大枣（去核）12 枚。1 天 1 剂，6 剂。

药效反馈： 患者服用 6 剂后症状大大减轻，又连着吃了十几剂，整个冬天没有犯病。

❖ 临床经验总结

本医案患者一个是"虚"，一个是"瘀"。虚就是阳气虚，所以用生黄芪大补元气，用附子大补元阳，用"独活寄生汤"酌加理气药，疏经通络，配以生石膏防止辛温药过热化燥就可以了。有了大量的生黄芪和附子，既不怕耗气伤阳，还可以助通经活络。

医案 4： 前列腺炎的治疗

患者，70 余岁，青岛人。多年患有前列腺炎。我在临床中总结出针对老年前列腺炎的精简方"芪附生芍五苓汤"效果不错，为其开原方 6 剂。

∽ 处 方 ∾

蒸附子（或先煮 1.5 小时）50 克，桂枝 50 克，炒白术 20 克，泽泻 36 克，茯苓 20 克，猪苓 20 克，生白芍 30 克，生黄芪 100 克，赤小豆 100 克。1 天 1 剂，空腹服用。

药效反馈： 患者将 6 剂药服完后，所有的病症消失，至今未犯。

❖ **临床经验总结**

慢性细菌性前列腺炎多有尿频、尿急、尿痛，排尿时尿道不适或灼热。排尿后和便后常有白色分泌物自尿道口流出。有时可有血精、会阴部疼痛、性功能障碍、精神神经症状。患者只要是年老体弱，劳累后加重，遇冷加剧者，皆可以放心使用本方，方中附子只要先煮或蒸1.5小时，就绝对不会中毒。

医案5： 前列腺肥大3剂速效

朱某，男，25岁。B超检查诊断为前列腺肥大，一晚上要小便5～6次，腹股沟两侧疼痛，化验没有细菌感染。口干但不觉口渴，有一个多月。体乏，同时有胸闷、心慌，晚上不舒服，腰痛。脉沉，舌淡苔白略厚。

综合辨证： 元气不足，心肾阳虚。

治疗原则： 大补元气，提气止尿，温心肾阳，布津上达。

❦ 五苓散加味 ❦

炒白术30克，桂枝30克，泽泻36克，茯苓20克，生龙骨30克，生黄芪150，麻黄20克，猪苓20克，生牡蛎30克，干姜30克，熟地黄30克，枸杞子20克，生姜丝100克，大枣（去核）12枚。1天1剂，3剂。

药效反馈： 晚上小便减少到2～3次，胸闷，心慌，晚上不舒服的现象消失，腹股沟两侧疼痛，口干，全部减轻。

医案6： 前列腺炎伴随多种病症的治疗

梅某，男，53岁。前列腺炎，患者经常出汗，汗是凉的，自己感觉上下身气血不通，以前脚凉。

辨证思路："男，53岁，前列腺炎"，年高多虚证，肾虚。"患者经常出汗"，表虚或气虚。"汗是凉的"，阳虚。"自己感觉上下身气血不通"，阳气不足则经络上下不通。"以前脚凉"，元阳不足。

综合辨证：元阳不足，肾虚，经络不通。

❦ 元阳升降汤加减 ❧

生黄芪 180 克，蒸附子 40 克，干姜 30 克，炙甘草 30 克，柴胡 30 克，黄芩 15 克，姜半夏 30 克，党参 30 克，栀子 15 克，淡豆豉 30 克，桂枝 50 克，炒白芍 50 克，生龙骨 50 克，生牡蛎 50 克，葛根 60 克，麻黄 15 克，细辛 15 克，泽泻 36 克，炒白术 30 克，茯苓 30 克，荆芥 15 克，防风 15 克，生石膏 80 克，白芷 15 克，生地黄 30 克，川芎 15 克，生姜丝 50～100 克，大枣（去核）12 枚，赤小豆 100 克，核桃仁 100 克。1 天 1 剂，连服 3 剂。

药效反馈：3 剂药吃完，不但前列腺炎好多了，胃也好多了。

医案 7：长年顽固遗尿的治疗

这是在庐山东林寺作僧医的一个医案。当时，我忙着给僧人看病，发现一个年纪很轻的僧人，非常瘦弱，面色偏黑，在旁边欲言又止，很害羞的样子。因为他很害羞，等别的僧人都走了，他才坐下来找我看病。

原来，这位僧人从小有一个痼疾，每天晚上都要尿床，多方求医问药，花费颇多，皆无效果。他还说："如果晚上临睡觉前，拜佛或诵经半小时，晚上就不会尿床，否则必尿床，十分灵验。"

我听了笑着说："这可能是佛菩萨加持你，为了让你修行更努力。"我详细询问他以前服用的方药，才知道大多数是从补肾固涩入手，用药如金樱子、桑螵蛸等，可惜皆无效。于是我思索：既然从补肾固涩的思路治疗多年不见效，那么就要换个思路。见其比较形瘦体弱，又是长期尿床，多是气虚；遗尿颜色偏清偏淡，必是寒证，于是便从气虚虚寒入手。于是开方重用生黄芪120克，干姜50克，炙甘草50克合并桂枝龙骨牡蛎汤略加补肾固涩之品。连开3剂。现在想来，如果当时在方中加麻黄15克升提气机，效果会更好！

第二天，僧人欣喜来告："昨晚要快尿床时，人就醒了，上了厕所后，回来继续睡觉就没有尿床了。不知今晚还会不会尿床，而且昨晚还故意没有拜佛或诵经。"患者师父服完3剂药后，就再也没有出现尿床了，后来怕再犯，就又连着服了6剂中药。

过了几天，这位僧人要离开庐山东林寺到别的地方受戒，来我这里专门拿了半个月的中药，随身带着。当时整整装了一个50斤容量的塑料袋子。看样子，他是太害怕尿床了，才会如此"恨病吃药"。

正是：

<blockquote>
顽疾遗尿非皆肾，气虚有寒亦是因。

大补元气兼温化，虚寒遗尿效更佳。
</blockquote>

❖ **临床经验总结**

本医案是参照了儿科的遗尿证进行的治疗。遗尿的文献记载，最早见于《内经》，如《灵枢·九针》载"膀胱不约为遗溺"，明确指出遗尿是由于膀胱不能约束所致。遗尿的发病机制虽然主要在膀胱失于约束，然与肺、脾、肾功能失调，以及三焦气化失司都有关系。以前患者服用过补肾固涩之品无效，故而笔者用大补元气且养脑的生黄芪，散寒的干姜，止汗的桂枝龙骨牡蛎汤配补肾之品，果然奏效。

医案8：前列腺炎伴有心慌的治疗

丁某，男，63岁。主诉心慌，胸闷，腰痛。

辨证思路："男，63岁"，年高正气虚，易生虚证。"心慌，胸闷"，心阳不足。"腰痛"，没有外伤史，久症多虚；腰为肾之府或肾虚。

综合辨证： 心肾阳虚，心神不宁。

◦◦◦ 桂枝加龙骨牡蛎汤 ◦◦◦

蒸附子 30 克，桂枝 30 克，炒白芍 30 克，炙甘草 15 克，生龙骨 30 克，生牡蛎 30 克，生姜丝 50 克，大枣（去核）12 枚。水煎服用，1 天 1 剂，6 剂。

药效反馈： 6 剂药后，诸症皆轻，但本人一直有前列腺炎，上次看病时没有说，这次想一并治疗。

于是我又加了大补元气和宣阳利水通淋清热药，处方如下。

◦◦◦ 处 方 ◦◦◦

蒸附子 30 克，桂枝 30 克，炒白芍 30 克，炙甘草 15 克，生龙骨 30 克，生牡蛎 30 克，生黄芪 120 克，麻黄 15 克，熟地黄 30 克，当归 10 克，防风 15 克，泽泻 20 克，生石膏 50 克，生姜丝 50 克，大枣（去核）12 枚。水煎服用，1 天 1 剂，6 剂。

医案篇

后期反馈： 前列腺炎也基本痊愈了。

医案9： 单方一味生石膏治尿频尿热

患者，女，老年人。每天尿频尿热，多方治疗无效。给她开了一个复方，吃了几剂，亦无效。于是患者打电话询问我如何继续治疗，因为我正在去外地的路上，不方便调整药方，于是仅针对"尿频尿热"

的主症，让其先单用生石膏 1～2 两，水煮服用。没想到，患者当天服用其病症马上就减轻了，确实出乎我的意料。

❖ **临床经验总结**

生石膏这味药我在临床复方中应用的比例非常高，仅次于附子、生黄芪、桂枝、炒白芍。我总结出生石膏的应用规律如下：脾胃虚寒症不用或禁止单用；外感郁热要配合辛温药用；阳明气分证，实热证可以重用；阳气虚寒证夹热者用量不可以大过温热药；肝郁有热，心热烦躁，阴虚之热皆需酌情配伍而用；还有就是如果治疗风寒湿用大量辛温药时少佐生石膏防止辛温药过燥，治疗寒咳虚喘大量的补阳气和辛温药，配以少量的生石膏，既可以清寒饮不化之郁热，还可以镇逆降气，有利气机的升清降浊。

免疫系统疾病（附医案 11 则）

医案 1：慢性骨髓炎致无法站立行走

2009 年碰到从医以来，至今服用我开的中药最多的一位患者。他当时所患的疾病是慢性骨髓炎，是外伤后引起的。患者于 2007 年受了严重外伤，小腿粉碎性骨折并伴有严重的静脉血栓，在某医院做了 4 次大型手术。术后，左腿无法站立、行走，伤口不断流脓已有 1 年多，许多大医院的医生说没有办法了，你要一辈子这样，成为老烂腿了。患者通过我弟弟的朋友，辗转曲折找到了我。

我当时看到患者的腿部情况，不由倒吸了一口冷气，粉碎性骨折的惨烈程度，太严重了。我记得有 3 个不断流脓的口子，用手一按，感觉骨头都是酥松的。患腿根本无法着地，必须挂双拐。这个骨髓炎太严重，加上离受外伤的时间又将近 2 年，如果想治疗的能够恢复到站立的程度，那真是希望渺茫。可是我一看患者才四十多岁，身高一米八左右，如果不治疗，人岂不是废掉了。加之患者从很远的地方特意来寻，不好让其失望。

我只好用阳和汤配上大补元气、生肌长肉的生黄芪，并用到了150克，让其服用，用来促进元气的恢复和伤口的愈合。患者吃了二三十剂药后，又找到我说："吃了药以后，全身的气力有所提升，而且伤口流脓的部位和程度，都有所减轻。"我根据他的身体情况和病情略为加减，调整了方子。然后说："你的病到如此程度，如果要想站立并行走，没有三到五年的服药时间并加上功能锻炼，是不可能恢复的。"此次调整完方子后，我就去了南方的温州，一直到2015年8月，才又与该患者在青岛相见。

该患者此时已经丢掉拐杖，单独行走了。患者见到我后，双手握着我的手，十分高兴地说："周大夫，很感谢你。自从上次分开后，我就吃你开的药方，中间也吃过某医院专治骨髓炎的药片，不管用。还是吃你开的药方，症状才逐渐减轻，于是就一直坚持着吃了四年。吃的药有一千多剂，药价涨得从几元钱吃到后来几十元，终于如你当年所说，三到五年能够站立起来行走了。"

我自己总结此医案的经验，如此本无希望的疾病，达到了能够站立行走，主要取决于三方面：①方剂用的是阳和汤又加了大补元气、生肌长肉的生黄芪，配方合机，药量加味生黄芪用到了150克，都起到了关键的作用。②患者坚持4年的时间服了一千多剂中药，我治疗的其他癌症患者，目前也没有如此有耐心坚持服用的。③当服药到了一定程度，患者的身体功能得到了改善，患者积极的配合肢体恢复锻炼，都起到了良好的辅助作用，但万万不可进行负重锻炼。

如此严重的小腿粉碎性骨折，经历了4次大手术，引发的慢性骨髓炎，最后得到如此康复，也真是不幸中之万幸啊！同时，作为一个医生来说，将一个病人从毫无希望，无法站立恢复到能够站立行走，这才是学医的最大心慰！

正是：

> 莫信此病治无望，阳和汤中生黄芪。
> 患者耐心坚持服，千剂中药终克顽。

配方思路： 西医的一切炎症，除了"平时体实，忽得外感高热不退，舌红苔黄"为中医的热证，要以清热为主外；只要一转成慢性，久病不愈的，"舌淡苔白或厚或有水湿"，无论西医的何种炎症，大多数为元气虚，阳不化水饮，不养机体所致，切莫单用清热药或重用清热药。西医的慢性炎症相同于中医的久疮之患，而治疗久疮非生黄芪莫属，此药价廉效优，实乃济世佳品。故而，治疗慢性骨髓炎先以大补元气生黄芪为君，后因病位在骨，故而，以滋肾阴填精之熟地黄和温肾补阳之鹿角胶相助，如此大补元气，壮骨益髓，非先贤阳和汤不能成其妙。

❖ **临床经验总结**

慢性骨髓炎早在《黄帝内经》中已经有了病名和病因记载，至隋代《诸病源候论》称之为"附骨痈""附骨疽"沿用至今。明代著名医家陈实功在《外科正宗》中指出："夫附骨疽者，乃阴寒入骨之病也，但人之气血生平壮实，虽遇寒冷邪不入骨"。说明正气内虚，清邪侵袭，正不胜邪，邪毒不能外散反而身窜入骨，因此采用补益气血，扶助正气，托毒外出的治疗原则。卿氏运用加减托里消毒散为基础方治疗本病，方中重用黄芪、党参等补气，川芎、当归、白芍等补血。赵氏针对本病末期全身表现虚弱无力者，治疗以补气养血为主，佐以祛腐，内服八珍汤合四虫散。

医案2：风湿性关节炎的治疗

王某，女，36岁。在大医院确诊为"风湿性关节炎"，阴天下雨身体疼痛，特别是肘部疼痛剧烈。只要是具备体格偏虚和遇冷严重这两点的"风湿性关节炎"，我统统以临床验方"独活寄生芪附汤"来治疗，不用再详细辨证。

独活寄生芪附汤

生黄芪 120 克，蒸附子 20 克，独活 15 克，桑寄生 15 克，秦艽 15 克，防风 15 克，细辛 10 克，川芎 15 克，当归 15 克，炒白芍 15 克，熟地黄 20 克，肉桂 15 克，党参 20 克，杜肿 15 克，怀牛膝 20 克，茯苓 20 克，炙甘草 15 克。中药在要煮好的前 5 分钟，略加点白酒，视酒量大小而定。1 天 1 剂，3 剂。一天分 2 次服用，服完药后，盖上被小睡 2 小时，出微汗。

药效反馈：患者服用完 3 剂药后，其病症就几乎没有了。

医案 3：体弱全身怕风，手脚冰凉的治疗

王某，男，20 多岁。大便 1 天 2 次，全身怕风，手脚冰凉，面暗黄体瘦。其姑姑陪同患者一起前来就诊，其姑姑告之："这个侄子的身体特别虚弱，疲劳，浑身少力，不像个小伙子，反而像个老弱病人。"我便将下面这个药方的量乘以三倍，熬成膏方冲服炒车前子，给患者服用。

处 方

制附子 80 克，桂枝 50 克，炒白芍 50 克，炒白术 50 克，茯苓 30 克，生黄芪 180 克，炒怀山药 30 克，炙甘草 25 克，生龙骨 50 克，生牡蛎 50 克，肉桂 20 克，麻黄 10 克，干姜 60 克，党参 50 克，炒神曲 50 克，生姜丝 150 克，大枣(去核) 12 克。

药效反馈：半个月后患者前来复诊，大便 1 天 1 次，诸症好转，然后又来取药，以便长期服用对全身进行调养。

❖ **临床经验总结**

阳气不足最直接的表现为身体不能维持恒温，常态下表现为基础体温下降，致使气血运行速度变慢，机体物质代谢和生理功能下降，一些病理产物（如痰饮、瘀血、结石等）及外来物质（如风、寒、湿气等）不能及时排出而淤积成疾。如果阳气稍有不足，人体功能基本能维持，但人会有肥胖、手脚冰凉、腰酸背痛等各种不适症状。

医案 4：感冒腹泻两剂药痊愈

成都好友妻子，冬季在室内突发感冒。朋友代诉症状如下：胃冷，想吐（当然没吐出来），腹泻（一个晚上拉了 5 次），现在浑身无力。不发热，也不流汗，畏冷。室内开着暖气，患者在被窝里却觉得冷。朋友在室内着单衣，患者却穿着羽绒服。舌淡瘦而嫩红苔白。心情烦躁。

⚘ 处 方 ⚘

葛根 20 克，麻黄 10 克，桂枝 15 克，生姜丝 15 克，炙甘草 10 克，炒白芍 15 克，大枣（去核）12 枚，栀子 6 克，淡豆豉 20 克。水煮服用，每次温服 150 毫升，1 天服用 2 次，每次喝完药后盖被静卧 2 小时，取微汗。1 天 1 剂，喝 2 剂即可。

药效反馈：患者吃了 1 剂药，第 2 次喝下后就明显好转了。第 2 剂药只喝了一半，已经完全好了。

按：由于是语音交流，患者的第一个症状笔者听成是"胃冷"，因为结合第二点"想吐"判断的，但是在整理此医案时，反思结合后面的症状应该是"畏冷"，故而如实地写出来，供大家参考。证明此方，对胃冷或畏冷皆可使用的。

医案 5：顽固头痛两年，中药三剂效

侯某，女，30岁。最近两年天天头痛，长期吃西药也不能完全缓解，遇冷严重，容易感冒。晚上睡觉时手脚冰凉，睡眠也不好，一夜醒好几次，不容易入睡。还有副鼻窦炎，胃炎，干呕，饿时则难受，口干，脉沉。

辨证思路："两年天天头痛"，久病多虚。"遇冷严重"，内阳气不足，外则遇冷严重。"容易感冒"，正气不足。"手脚冰凉"，阳气不足。"睡眠也不好"，心神不宁。"有副鼻窦炎"，久病则肺气不足。"胃炎"，久病多虚。"干呕"，脾胃虚寒，水饮不化。"饿时则难受"，脾胃虚则饥饿时加重。"口干"，阳气不足不能布津于口。"脉沉"，阳气不足。

综合辨证：元气不足，元阳不旺，心神不宁，脾胃虚寒。

111

元阳升降汤加苍耳子、辛夷花

生黄芪 180 克，蒸附子 30 克，麻黄 15 克，桂枝 30 克，炒白芍 20 克，干姜 30 克，川芎 15 克，白芷 15 克，苍耳子 6 克，辛夷花 6 克，当归 15 克，怀山药 30 克，党参 30 克，炒白术 30 克，茯苓 20 克，细辛 10 克，葛根 30 克，柴胡 20 克，香附 15 克，炙甘草 15 克，杏仁 10 克，生姜丝 100 克，大枣（去核）12 枚，核桃仁 100 克。1 天 1 剂，3 剂。

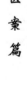

药效反馈：患者服药的第 3 天，头痛大大减轻。3 剂药吃完，头基本不痛了，睡眠也好了，一觉到天亮。

医案篇

正是：

> 顽固头痛两年多，天天西药无大效。
>
> 有缘相逢经方法，大补阳气病症消。

❖ **临床经验总结**

我国对头痛病认识很早，《内经》称本病为"脑风""首风"，《素问·风论》认为其病因乃外在风邪寒气犯于头脑而致。《素问·五脏生成》还提出"是以头痛癫疾，下虚上实"的病机。头痛病是指由于外感与内伤，致使脉络拘急或失养，清窍不利所引起的以头部疼痛为主要临床特征的疾病。头痛既是一种常见病证，也是一个常见症状，可以发生于多种急慢性疾病中，有时亦是某些相关疾病加重或恶化的先兆。

医案 6：长期扁桃体发炎的治疗

张某，男，12岁。其母领来就诊，主诉长期扁桃体发炎，易感冒、低热，一个星期就要静脉滴注，平时肠胃不好，扁桃体略红，有水湿气，舌淡苔白，脉细数。

综合辨证：脾胃虚弱，水湿不化，郁而上热。

小建中汤和桂枝汤加味

（内而建中气，外而御感，补气扶正。）

生黄芪 50 克，桂枝 20 克，炒白芍 20 克，炙甘草 15 克，生姜丝 50 克，大枣（去核）12 枚，绿茶叶 3～5 克，麦芽糖适量。感冒发热时，去掉麦芽糖和绿茶叶，1 天 1 剂，并盖被取微汗。不发热时应经常服用。扁桃体不发炎时，去掉绿茶叶。

药效反馈： 几剂药下来，扁桃体与肠胃皆好转，服药至今未发热，也未再静脉滴注。

后续： 患者的母亲说："以前经常喝板蓝根都不见有效。"我一听此话，严肃告知："你家的小孩是虚寒而郁，不可以单喝板蓝根冲剂，否则不但不能退身热，消除扁桃体炎，反而伤脾胃。"患者之母听了我所说才知道，以前一感冒就喝板蓝根冲剂是盲目且错误的。

正是：

> 扁桃发炎非皆火，长期低热有虚痨。
>
> 桂枝建中能双解，内建中气外抗风。

❖ **临床经验总结**

本病属中医学"虚火乳蛾"范畴。本病多因脏腑亏损，虚火上炎而致，易反复发作，相当于西医的慢性扁桃体炎。本病发病年龄7—14岁为最多，青年次之，老年最少，一年四季均可发病。本病病程较长，常影响健康，且能诱发痹证，水肿、心悸、怔忡等全身疾病，故应积极防治。

医案 7： 谷丙转氨酶和谷草转氨酶偏高，十四剂药恢复正常

刘某，男，67岁。心慌，谷丙转氨酶94.5U/L，谷草转氨酶54.4U/L。

✲⸻ 处 方 ⸻✲

生黄芪120克，蒸附子30克，桂枝30克，炒白芍30克，炙甘草20克，生地黄50克，生姜丝50克，大枣（去核）12枚。1天1剂，6剂。

药效反馈： 6剂后，谷丙转氨酶降到52.5U/L，谷草转氨酶降到36.9U/L，心慌也基本消失了。笔者在原方基础上又加了生龙骨、生牡蛎各30克，8剂后已经完全正常。第2次看诊服6剂，1天1剂，第

2 次 8 剂，3 天 1 剂。

❖ **临床经验总结**

谷丙转氨酶主要分布于肝脏，其次是骨骼肌、肾脏、心肌等组织中。当肝细胞严重受损时，细胞坏死，细胞膜破损或细胞破裂、分解，则谷丙转氨酶会释放出来进入血液，使其血液中谷丙转氨酶升高。若其值明显升高，说明肝细胞损害严重。如果持续升高，说明肝细胞受到持续性的损害，容易转化为慢性肝炎。因而，谷丙转氨酶的升高与肝细胞坏死程度相一致，是乙型肝炎临床诊断和病情判断的重要依据。谷草转氨酶是催化谷氨酸与草酰乙酸之间的转氨作用。测定谷草转氨酶活力则有助于对心脏病变的诊断，心肌梗死时血清中谷草转氨酶活性显示上升。谷丙和谷草转氨酶高说明存在肝细胞损伤，一般多见于各种肝炎，肝硬化，脂肪肝，酒精肝等肝胆疾病。

医案 8：乙肝患者六剂见效

吴某，男，32 岁。患有十多年的"小三阳"病（乙肝表面抗原、乙肝 e 抗体、乙肝核心抗体三项阳性），四处求医，不但没治好，反而得了胃溃疡。面色黄暗，经常失眠，最近右边肋骨下四指处常感有重物压痛，夜间二三点钟常会痛醒。有时感觉头晕，全身乏力，吃甜食胃反酸，总感胃胀。手脚冷凉，喜热怕冷，舌头有涩感，最近夜间总是口渴，几乎半夜醒来要喝水才行，怕吃冷物。

辨证思路："十多年的'小三阳'病"，久病多虚，体虚或肝虚。"面色黄暗"，脾胃虚弱。"胃溃疡"，气虚不充养。"经常失眠"，阴阳不调和或心神不宁。"右边肋骨下四指处常感有重物压痛"，肝气郁结或血瘀。"夜间二三点钟常会痛醒"，凌晨阳气升发之时，体内肝阳气虚，升发不足，故而此时加重。"有时感觉头晕，全身乏力"，元气不足。"吃甜食反胃酸，总感胃胀"，脾胃虚弱运化无力。"手脚冷凉，喜热怕冷"，元阳不足。"舌头有涩感，最近夜间总感口渴，几乎半夜醒来要喝水才行"，阳气不足不能布津于口。"怕吃冷物"，胃阳气虚，不耐冷物。

综合辨证：元阳不旺，元气不足，肝阳气虚，脾胃虚寒。

❦ 元阳升降汤减味

生黄芪 100 克，蒸附子 30 克，杏仁 10 克，桂枝 30 克，姜半夏 20 克，炒白芍 30 克，炒枳实 15 克，香附 12 克，川芎 12 克，栀子 15 克，淡豆豉 30 克，厚朴 10 克，炙甘草 15 克，生姜丝 50 克，大枣（去核）12 枚。水煮服用，1 天 1 剂，连服 6 剂。

药效反馈：6 剂药后，患者感觉好多了。吃饭也香，大便也正常，就是右边肋骨下还有痛感，睡觉感觉有重物压在那里，夜间还是有口渴，而且闭口就有胸口喘不过气那种感觉。

❖ **临床经验总结**

乙肝在传统中医并无此病名，但可以参照胁痛的相关病症，进行治疗。胁痛是肝胆疾病中常见之证，临床有许多病证都是依据胁痛来判断其为肝胆病或与肝胆有关的疾病。本病证早在《内经》就有记载，并明确指出胁痛的发生主要是肝胆的病变。如《素问·热论篇》曰："三日少阳受之，少阳主胆，其脉循胁络于耳，故胸胁痛而耳聋。"《临证指南医案·胁痛》对胁痛之属久病入络者，善用辛香通络、甘缓补虚、辛泄祛瘀等法，立方遣药，颇为实用，对后世医家影响较大。胁痛病证，可与西医多种疾病相联系，如急性肝炎、慢性肝炎、肝硬化、肝寄生虫病、肝癌、急性胆囊炎、慢性胆囊炎、胆石症、慢性胰腺炎、胁肋外伤以及肋间神经痛等。以上疾病若以胁痛为主要症状时皆可参考本节辨证论治。

医案篇

医案 9："汗出阳脱"的危证救治

2015 年 9 月前后，我在温州的某天早上，一位朋友陪同一个成都患者前来求诊，随行的还有该患者的舅舅。该患者得病之因是 2 年前开始，晚上应酬或者吃喝玩乐，经常夜夜不睡，导致患病。现今每天晚上想睡，却都无法入睡，白天也无法深睡。身上不断出虚汗，伴有心慌气短，身上怕冷，浑身无力，且心情异常烦躁，感觉自己的神魂都飘了起来。在医院治疗很久都没有大的改善。问诊过程中，患者心慌气短突然发作，烦躁欲死。

我看患者的情形凶险，赶紧让其家属速送医院。我悄悄对朋友说："自从离开医院后，为了保护自己，我一般是不会接收这种危重患者的。你在医院里工作，尽心尽力救治，万一不成功，患者认为你代表的是医院，矛头不会针对你个人，怨言是不会太大的。如果你离开医院，个人接诊，万一有个闪失，患者及家属就不会这么想了。"我这么做是怕朋友误会我见危不救，作为一个医生来说，救人也需先保护自己。朋友理解了我的苦衷。随后，我帮助朋友和患者家属赶紧将患者送到离我们最近的医院，交给医院处理，我就离开了。

我原以为这件事会到此结束。没想到傍晚时，患者和其舅舅又来找到我说："我们从成都来温州找你，就是看中医的，如果是看西医在成都就可以了，何必来温州呢？"患者家属诚心请求我为其外甥医治。我见实在无法推掉，只好再重新为患者检查，发现患者在医院打了一天的点滴后，在原有的症状上又增加了"全身冰凉"的危象。患者病情为先，不容多虑，我赶紧冒着风险，开方如下。

❧ 处 方 ❧

制附子（先煮1.5小时）30克，生龙骨50克，生牡蛎50克，生黄芪120克，山茱萸80克，桂枝50克，炒白芍50克，茯苓50克，炙甘草60克，姜半夏20克，干姜60克，熟地黄60克，生地黄20克，生姜丝50克，大枣（去核）12枚。1天1剂，每2～3小时1次，不间断地服用。

患者的舅舅马上去抓药，连夜煎煮，因为病情危重。我特向公

司请假，住在宾馆随时观察病情。药煮好后，只要患者没有睡着，每隔2小时，就让患者服用一次，如此服药3～4次后，到半夜时危症得以缓解，天亮后精神气力才恢复。用患者自己的话说："感觉魂又回到体内了，手脚见温，全身不冰了。"患者同时还放了几个很臭的屁，放完屁后，胸口觉得特别舒服。危象解除后，我将方中生地黄减掉，熟地黄增加到120克，继续服用。随后几天，患者病症还有反复，方子相应略有加减。一个星期后，病情大体稳定，患者多买了些药，带回成都继续服用治疗。患者与我一直有联系，至今没有再犯病。

所以，在此劝告当今社会中生活日夜颠倒的读者：一定要爱惜身体，切莫违反人体生理的自然规律，否则，身体亏损累积到一定程度，必成大病。

正是：

> 人体养生眠第一，不缺不贪神气足。
> 日出而作日落息，道法自然切莫违。

后记：笔者最近在想一个问题，这个患者如果不吃我的药，是否真的会有生命危险？还是当时患者只是一种恐惧状态？笔者不敢夸大患者病情程度，来彰显自己的医术，更不敢误导读者，特此写出疑惑，以供大家判断和参考。

❖ **临床经验总结**

大汗亡阳，证名，阳气失亡，以汗出不止为主症。指机体阳气发生突然性脱失而致全身属于阳的功能突然严重衰竭的一种病理状态，主要表现为突发集中的虚寒，面色苍白，四肢冰冷，精神萎靡，畏寒蜷缩，冷汗淋漓，脉微欲绝，畏寒，手足冷，呼吸微弱，面色苍白，甚则口唇青紫，脉微欲绝或浮数而空等。《医略六书·杂病证治》："亡阳汗者，每每病笃虚极之人，多有头面汗淋，口鼻俱冷，而手足青色，气促不止者，急宜温补以追欲绝之阳。"《伤寒论·辨少阴病脉证并治》："病人脉阴阳俱紧，反汗出者，亡阳也。"《杂病源流犀烛·诸汗源流》："汗多不止，真阳亡脱，名曰亡阳证。其身体必冷，多成痹寒或四肢拘急，宜桂枝附子汤。"又指伤寒误用火法所致惊狂症状。如《伤寒论·辨太阳病脉证并治》："伤寒脉浮，医以火迫劫之，亡阳，必惊狂，卧起不安者，桂枝去芍药加蜀漆龙骨牡蛎救逆汤主之。"

医案 10：肝硬化腹水舌苔厚白，六剂药消退

2016 年山西，有一位肝硬化腹水患者求诊，舌苔特别白厚。我给开了 6 剂药，吃后舌苔白厚迅速消退。看来此方对阳气不足，脾虚水湿不化之白厚苔的效果甚好。

配伍思路：生黄芪补气利水消肿，附子温阳化气行水，炒白术补脾运湿化饮，姜半夏燥湿化痰，桂枝温阳化水，党参补气健脾，泽泻利水导饮，猪苓利尿去湿，茯苓利水健脾，麻黄宣阳散水，柴胡疏肝导郁，黄芩清水饮郁热，莪术活血化瘀导滞，生姜温脾胃化水饮，大枣健脾胃和诸药。整个方子具有大补阳气，化气导水饮，补脾胃，化痰除湿气的作用。

～ ❀ 处　方 ❀～

麻黄 10 克，柴胡 30 克，黄芩 15 克，姜半夏 25 克，党参 30 克，炙甘草 30 克，炒白术 25 克，桂枝 30 克，泽泻 30 克，猪苓 15 克，茯苓 30 克，生黄芪 180 克，生莪术 75 克，干姜 60 克，蒸附子 40 克，生姜丝 150 克，大枣(去核)12 枚。1 天 1 剂，连服 6 剂。

注：白苔下去的虽然快，但肝硬化的治疗需要长期治疗。

❖ **临床经验总结**

正常人的舌背上有一层薄白而润的苔状物，中医术语叫舌苔。正

常人的舌苔一般仅表现为"薄而均匀地平铺在舌面，在舌面中部、根部稍厚"。舌苔厚白在中医诊断中被称为厚白苔，舌象为苔色白而黏腻，颗粒紧密胶粘，如白色粉末调涂舌面。厚白苔由邪寒与痰涎湿浊交结而形成。舌苔白为寒，苔腻为湿，为痰，为食滞。厚白苔主病：既主湿寒积滞，痰饮化寒或食滞化寒等证；亦主外感冬寒，湿温等证。治宜宣化，利饮，化湿，祛痰。厚白苔的患者舌体多偏淡偏湿润。临床多见于急慢性胃肠炎，胆囊炎，肝硬化腹水，尿毒症等病人的舌象。治疗时一定要温阳化水，健脾燥湿，补肾利饮为主。

医案 11：治疗母亲的过敏性紫癜（李卿医案）

家母，50岁。西医诊断为过敏性紫癜。母亲一直体弱多病，早年有胆囊炎，时有绞痛，折磨十余年，中西治疗无数无法根治，终无法忍受疼痛而手术，手术后多年顽痛终于结束。手术后又患过敏性鼻炎、哮喘，顽固难愈。值此之时我刚刚毕业，给母亲用了过敏煎、四君子、肾四味合方加减效果非常好，当时几乎没有症状了。

一日，母亲买了南瓜，蒸食后脚腕开始瘙痒，起了小的红点。次日全身暴起大红斑点，状如桃花，颜色也是粉嫩红色。本地数名中西名医治疗后无效，准备住院。然而参观血液科住院部后，觉重病患者过多，遂痛下决心，一定自己治愈母亲。当时我刚大学毕业1年，虽然大学期间没有荒废，自学内经、伤寒，但是真的一点经验和理论也没有。更糟的是母亲的病情发展迅速，时间紧迫。于是连夜查阅资料、古籍，居然一夜悟道，从此走上行医大道。

辨证依据： 整体脉沉弱，肾脉微弱，属于元阳外越，阳气暴脱发斑。郑钦安云，因内伤而致者，或饮食伤中，克伐过度，或房劳损阳，过于滋阴；或者偶感外邪，过于发散，以致元阳外越，或现通体紫红。其人懒言嗜卧，不渴不食，精神困倦。或现身热，而却无痛苦情状，行动如常。或身不热，而斑片累累，色多娇嫩，或青色者是也。以上钦安描述完全符合笔者母亲的情况，所以深信之。

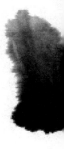

⚜ 处 方 ⚜

生龟甲（先煎）20克，生牡蛎（先煎）45克，灵磁石（先煎）45克，西砂仁15克，炙甘草12克，熟地黄10克，焦杜仲10克，生白术20克，覆盆子10克，川黄柏12克，黑顺片（先煎2小时）100克，粉药1.5克（三七2∶琥珀1∶阿胶1）

药效反馈：服1剂，次日早晨全身斑点消失无踪。

方义解析：采用封髓潜阳丹加味，潜阳丹乃纳气归肾、归根之法，封髓丹乃调和水火、阴阳之方，至神至妙。加入生牡蛎、灵磁石更助其潜阳纳气归肾、纳下之旨归。现代医学研究，过敏性紫癜是毛细血管脆性增加、破裂导致的皮下出血。所以我引入了焦杜仲和民间偏方粉药（三七2∶琥珀1∶阿胶1）以增加血管的韧性，不变脆而不出血，属于治标的考虑。上方一共加减调理18剂而治愈。其中附子剂量从小剂量开始逐渐加量，刚开始3剂是18克；又加到30克吃了3天；最后直接用到100克，出现了奇迹，意想不到的效果出现，立竿见影；最后100克又吃了几天；最大剂量用到了150克，出现手脚心痒热而停药。已十年过去了，没有犯过病，彻底治愈了。

后来我又治疗过一个13岁的男孩，是因为吃方便面引起的。男孩身体强壮，13岁已经有180多斤，身高1.8米左右，仅吃了3剂就治愈了，其中附子只用了18克。

神经系统疾病（附医案9则）

医案1：顽固面部痉挛的治疗

丁某，女，青岛人。与人发生争执后很生气，次日突发嘴歪眼斜，面部右侧抽动不止。立即前往医院进行治疗，诊断抑郁，服用西药，一周后出现药物中毒，头晕眼花，恶心呕吐，浑身无力。患者又前往另一医院就诊，诊断为面部神经痉挛，采取西药加针灸治疗。正针灸时管用，不针灸时就无效。患者又去了第三家医院，吃了40多剂中药，面部痉挛未减轻，腰部骨质增生好了。患者患病3年，走访无数中西医，皆以失败而告终。患者咨询过接受面神经痉挛手术治疗的5例患者，1例面瘫，1例耳鸣，3例成功，导致患者没敢选择手术。

2015年夏，该患者专程从青岛坐飞机到温州向我求诊。检查后发现患者的症状有：右侧面部肌肉跳动不止，眼睛怕风流泪，眼泪流下时面部没有感觉，有时后脑胀痛、耳鸣，同时伴有心悸半年，面先热再冒虚汗，腰痛腿酸，早上起来腰板酸痛，不能弯腰，全身不怕冷，停经，患者自卑不愿见人，心情烦躁，口苦口臭，舌边红，苔白。

处 方

柴胡40克，黄芩15克，姜半夏25克，党参30克，生姜丝30克，大枣（去核）12枚，炙甘草20克，生龙骨30克，生牡蛎30克，桂枝30克，炒白芍30克，蒸附子30克。水煮服用，1天1剂，3剂。

患者吃了3剂药后，口苦消失，心慌心跳冒虚汗，皆得以减轻。然后我调整药方，专门治疗顽固的面部跳动病症。方药如下。

处 方

蒸附子30克，生黄芪120克，炒白术30克，防风15克，桂枝30克，炒白芍90克，生龙骨50克，生牡蛎50克，党参30克，茯苓50克，干姜25克，炙甘草20克，生姜丝50克，大枣（去核）12枚。1天1剂。

患者连续吃了 56 剂药，顽固 3 年多的不由自主的面部跳动，也终于痊愈了。即使患者生气时，发作也轻，并且能够自动停止。患者恢复了对生活的信心，并参加了工作。

此病患者历经 3 年治疗颇为坎坷，经过众多名医治疗皆无效，花费达数万元之多。患者的丈夫说，其中还遇到一个在当地名气很大的老中医。老中医看病从来不让病人说病症，一说还发火，摸完脉，就是开方拿药，让病人吃食物时，不可以让吃带棱角的，如包子、饺子都不可以吃。可惜，折腾了一年，浪费许多钱财，治疗效果同样丝毫无效。患者说："想来此事颇为可笑！"当时病患临身也是无奈，才被这等标新立异的不良医生所欺。

正是：

> 大道平实最真切，中医无欺意真诚。
> 小术荒诞骗世人，学医莫存邪士心。

❷ 疑问解答

问：本例病人心慌、面热、耳鸣、不怕冷、口苦口臭。看不出阳虚的迹象呀？

答：心慌、面热、耳鸣、不怕冷、口苦口臭，这是标，是一时之病症。阳虚是本，是长久之病体。

问：阳虚的病人所占比例多吗？

答：在现实中，阳虚之体或阳虚病症的人占的比例非常大。人的一生除了青壮年时期阳气相对来说比较旺以外，少年体弱或中老年人，大多数时是阳虚之体。

问：如何知道是阳虚的？是根据年龄吗？

答：年龄只是其中之一项，还有体形气色，当然还有病理机制。

问：怎么知道哪些症状是"标"，哪些是"本"呢？

答：体力精神气息为本，病症为标，久症为体，新病为标。标本既是分开的，主次分明，轻重有别，又互为因果，互相影响。既要分开判断又要联系考虑。

问：案例中的病人体形气色是阳虚吗？怎么辨析呢？请指点要领。

答：病人一来，其体形、精神就可一目了然，观其行动是否迟缓，声音大小，气息沉浮，再配以重点询问：手脚冷不冷，心慌不慌，气力少不少，病人的体形气色是不是阳虚？自然就可以辨析出来了。

医案2：长期自汗怕冷，六剂即效

赵某，男。体形略胖，长期自汗，一活动就加重，并伴有怕冷浑身无力的病症。我于是开了"桂枝加龙骨牡蛎合并玉屏风散"6剂。

处 方

蒸附子15克，生黄芪80克，桂枝20克，炒白芍20克，炙甘草15克，生龙骨30克，生牡蛎30克，炒白术20克，防风15克，生姜丝50克，大枣（去核）12枚。1天1剂，连服6剂。

我给患者开完药后，患者很有信心地说："你的药一定能见效。"我很奇怪地问："为什么？"他说："我以前找的中医大夫，看病时他不让你说病症，一摸脉，就说你是什么病症，但一吃药就没效果。你看病时，不但摸脉，而且还详细询问。所以，你开的药方，肯定会见效。"我笑而不语，心想："一个人有没有见识，有时同文化高低也并没有直接关系呀！"患者吃完6剂药后，高兴地打来电话报喜："效果很好！还需不需要再吃？"我说："再吃6剂，药方不要丢失，留以备用！"患者高兴遵命而应。

正是：

辨证施治需全面，望闻问切四诊参。

哗众邀奇非诚者，莫将患苦当儿戏。

虚劳阴阳两虚，男子失精，女子梦交，自汗盗汗，遗尿。少腹弦急，阴头寒，目眩（一作目眶痛），发落，脉极虚芤迟，为清谷亡血，脉得诸芤动微紧。心悸多梦，不耐寒热，舌淡苔薄，脉来无力者。本证多由卫虚腠理不密，感受风邪所致。表虚失固，营阴不能内守，津液外泄，则常自汗；面色㿠白，舌淡苔薄白，脉浮虚皆为气虚之象。方中黄芪甘温，内补脾肺之气，外可固表止汗，为君药；白术健脾益气，助黄芪以加强益气固表之功，为臣药；佐以防风走表而散风邪，合黄芪、白术以益气祛邪。且黄芪得防风，固表而不致留邪；防风得黄芪，祛邪而不伤正，有补中寓疏，散中寓补之意。柯琴曰：是方以附子加入桂枝汤中，大补表阳也。表阳密，则漏汗自止，恶风自罢矣。汗止津回，则小便自利，四肢自柔矣。汗漏不止与大汗出同，从而化变病则异。

医案3：精神分裂患者一剂见效

程某，女，43岁。胡言乱语十多年，甚至常常去北京找所谓的"国家领导"，还说自己是皇帝的继承人。睡眠不好，整天胡思乱想，舌淡苔白有齿痕，脉肺数，肾脉沉，面暗黄。月经这几个月没来，精神分裂现象更加严重，出现幻觉，总是感觉有另外一个人存在，中西药皆吃过。吃了西药，就是昏昏沉沉想睡觉，醒了后，幻觉还是存在。该病起因是发病前出现过大量的血崩现象，身体很虚，然后就开始出现幻听和幻觉。

综合辨证：心阳气不足，痰饮瘀血上扰心神。

治疗原则：大补心阳益气，重镇安神，祛痰化瘀。

处 方

蒸附子30克，生黄芪120克，干姜30克，炙甘草20克，桂枝 50 克，炒白芍 30 克，生龙骨 50 克，生牡蛎 50 克，姜半夏 25 克，栀子 30 克，淡豆豉 30 克，柴胡 20 克，枳实 20 克，香附 15 克，川芎 10 克，麻黄 10 克，细辛 10 克，炒白术 20 克，茯苓 20 克，赤芍 30 克，当归 20 克，莪术 30 克，酒大黄（用白酒浸透）20 克，生姜丝 50 克，大枣（去核）12 枚。水煮服用，1 天 1 剂。实际上 1 剂是 3 天喝完的。

药效反馈：患者喝完 1 剂药后，幻觉消失。

第 2 剂药加减：去掉大黄，增加补气益阳的药。

药效反馈：患者随后又断断续续吃了半年中药，才没有再复发。

正是：

> 精神分裂十几年，西药服后昏沉睡。
>
> 中药遍服跳大神，千法易得一效难。

医案 4：车祸后脑部受损的治疗

吴某，女，四十多岁，菏泽人。4 年前出车祸，头部右侧受到严重撞击，冲击波伤及的却是左侧脑部，当时做了开颅手术。生命虽然挽救了回来，但生活无法自理，无法正常与人对话，语言表达能力、思考能力丧失，右侧手脚功能丧失。4 年来走访各大医院治疗，花费甚巨，但脑部和肢体功能始终无法恢复。多家医院的医生表示："病人的目前头部脑神经、脑细胞受损，在医学上是不可逆转的。" 4 年来患者丈夫每天都为患者的头部进行按摩，减缓她的肌肉萎缩，并且不断为患者寻找良医，在 2015 年 10 月找到了我。

我一看患者的病症，确实是太严重了，于是遗憾地说："患者头部受损太严重，如果发生车祸半年以内还容易些，如今都 4 年了，虽然经过我的治疗能够有所恢复，但恢复到什么程度，我真的不好说。"患者丈夫说："哪怕有一点希望，也要试试！"我见其意甚诚，便将治疗脑血管病的补阳还五汤、血府逐瘀汤、麻黄附子细辛汤，合并成一个方子。因患者有大便干燥的现象，加了生大黄。并告知，患者大便通了后，就可以减掉（原方遗失，具体药味和数量无法提供）。

药效反馈： 患者服了4个月中药后，语言开始清晰，思维反应也灵敏了，可惜右侧肢体无法完全恢复到正常状态。但患者能够独自行走了，比以前好很多。介绍患者来找笔者看病的张院长知道后，认为这真是医学上的一个奇迹！因为从西医学的角度上来说，恢复到这种程度，根本是没有办法了。否则这么多年，那些治疗过的三甲医院，早就帮患者恢复了。

正是：

<blockquote>

谁言夫妻同林鸟，大限来时各自飞。

世上即有负心汉，天下也有痴情人。

</blockquote>

医案5：头痛腹痛一剂见效

患者母亲微信代诉，患者11岁，一着凉就两侧太阳穴痛。肚子痛，腹部感觉有气体，有时会吐。

处 方

桂枝20克，炒白芍15克，干姜20克，炙甘草15克，姜半夏25克，生黄芪30克，炒白术20克，炒枳实20克，香附10克，川芎9克，陈皮9克，党参20克，生姜丝100克，大枣(瓣开)12枚。1天1剂，连服3剂，上、下午各服一次，发作时加服1～2次。

药效反馈： 患者母亲称患者1剂药后，次日早起就好很多了，整体症状都减轻了，只是头还有点胀痛，肚子也还有一点症状。

医案 6：长期出虚汗的治疗

青岛一女居士，带来其 12 岁儿子，请我为其治疗长期爱出虚汗的病症。患者体形略虚胖，全身气机呈现虚浮开大于合的状态，面色黄白。在同样的外界温度，别人不出汗，而他却身上和头上，汗珠不断，且一活动，就出虚汗更加恶重，并伴有浑身气力不足的现象。这是很明显的"阳气不足，虚不固汗"证。

患者母亲说："有人说不用治，过几年就好了。"我说："这种病是有可能经过年龄的增长，元气旺盛后逐渐消失的。但血汗同源，不正常地出虚汗，对人体的体液和气血造成很大的流失，特别是儿童长期如此。如果虚汗的病症不存在，那么小孩子的人体功能，就不会浪费在这无谓的损耗上，还能促进他的生长发育并改善肠胃功能。"其母亲点头称是，我于是开方如下。

❧ 处 方 ❧

蒸附子 30 克，生黄芪 80 克，桂枝 20 克，炒白芍 20 克，炙甘草 15 克，生龙骨 50 克，生牡蛎 50 克，炒白术 30 克，防风 20 克，生姜丝 25 克，大枣（去核）12 枚，麦芽糖（冲服）100 克。1 天 1 剂，连服 6 剂。

药效反馈：患者连服 6 剂后，出虚汗、气力不足的现象就已经大大减轻。复诊时，告诉患者母亲让患者再服几剂，然后将此药方扩大十倍，熬制成膏方，用来调节肠胃，增强体质。一个月后，与其小孩相遇，面色由以前的虚白变成黄白红晕内隐，气机也从开多与合的耗散状态，变成开合相宜的正常状态。

正是：

平时无病重养生，身体有病及时医。

若靠疾病自然愈，古今医术何必学。

医案7：心热手脚热的验方

刘某，觉得心热，手脚也热，贪凉。同时伴有口干，胸闷，不敢吃冷的辣的，心慌，一年多的治疗都无效。

综合辨证：胃寒膈热。

❀ 处 方 ❀

蒸附子 20 克，桂枝 30 克，白芍 30 克，炙甘草 25 克，栀子 15 克，淡豆豉 30 克，生姜丝 25 克，大枣（去核）12 枚。1 天 1 剂，3 剂。

药效反馈：3 剂后诸症皆轻。于是上方加生黄芪 100 克，生龙骨 30 克，生牡蛎 30 克，让患者续服 6 剂。

医案8：眼睛视物不清，头痛两剂见效的医案

一位在山区修行的女师父，发来求诊信息：眼睛视物不清，两侧太阳穴、头侧、头顶都会痛。同时明显感觉中气不足，容易累，打坐直不起腰来，胃口弱，有颈椎腰椎胸椎增生和突出，腰椎间盘突出还压迫左边神经。每次月经前心情烦躁乳房有胀痛，怕冷又怕热，情绪一激动就心跳加快，全身抖。有慢性盆腔炎，盆腔积液，常年小腹难受，小便频繁，如果蹲在马桶上不立即起来，尿过一会儿又有一点，一会儿又有一点反正不断。大便常年便秘，感觉有，但没力气拉出来，每次大便都不能彻底排干净，大便很少成形，该症状已有多年。比别人更怕冷怕热，约有 20 余年了。儿时有次跟母亲到乡下住了几天，天冷，天亮发现掉水泥地上睡了一晚，全身感觉冷到骨髓和心脏。再后来半夜经常莫名冻醒了，症状跟那次一样，冷得发抖。

综合辨证：阳气不足，寒邪侵袭，肝郁脾虚。

治疗原则：大补阳气，散寒通络，疏肝健脾。

～❈ 元阳升降汤加减 ❈～

生黄芪180克，桂枝50克，炒白芍50克，制附子(有毒，需先煮1.5小时)40克，生龙骨50克，生牡蛎50克，干姜20克，炙甘草30克，生地黄30克，川芎15克，黄芩15克，柴胡30克，姜半夏25克，党参30克，炒白术30克，茯苓30克，泽泻36克，栀子15克，淡豆豉30克，怀牛膝30克，熟地黄60克，麻黄15克，细辛15克，白芷15克，生姜丝50～100克，大枣(去核)12枚，赤小豆100克，核桃仁100克。1天1剂，连服3剂。方中药量非常大，第1次先喝1/10的量，身体没有不适，再逐步加大药量。喝完药，盖被取微汗，静卧2小时。

药效反馈：2剂药后，患者感觉眼睛亮了很多，头不痛了，但是还迷迷糊糊的难受，小便稍微少了一点，晚上睡眠也好了许多，大便还是不成形，像米糊状。总体来说，全身感觉轻松了。

医案9：顽固失眠（庞爱国医案）

患者，女，53岁。睡眠障碍十多年，入睡困难，睡后易醒，醒后难以入睡，白天犯困，常犯迷糊。自诉曾在上海开小旅馆营生，夜间常常受客户惊扰，年复一年，身体被严重耗伤，直至出现睡眠障碍。十余年来，四方求诊，百般调治，不见良效，苦不堪言。刻下：彻夜难眠，身体怕冷，畏寒甚，精神不佳，额头苍白少泽，面容憔悴暗沉。舌嫩淡白，左脉弦紧，右脉细沉。家族有心脑血管病史，其人血压偏高。

综合辨证：阳气虚，阴寒盛，气血瘀滞，血气不能上行。脑神经失养，故睡眠障碍；阴寒内盛，故畏寒怕冷，面容暗沉。左脉玄紧，是寒凝之象；右脉细沉，乃中阳之不足。

治疗原则：行气通络、益气温阳、震慑安神。

❧ 处 方 ❧

桂枝 50 克，生黄芪 120 克，紫丹参 30 克，淡干姜 20 克，炙甘草 20 克，煅龙牡 20 克，柴胡 15 克，川芎 15 克，当归 8 克，党参 30 克，红枣 9 个，生姜 100 克。7 剂，每日 1 剂，水煎服。

药效反馈：患者当即拿药，当晚即煎服。自诉服药 1 剂，睡眠即觉改善，中午亦能小睡一会，感觉甚好。7 剂药服完，入睡已显著改善，唯夜间醒来两三次，但醒后能再次入睡，白天精神明显好转，调方续服。

运动系统疾病（附医案 9 则）

医案 1：车祸外伤后遗症的治疗

李某父亲，车祸受伤之后，出现腰无法下弯，只能够双手拄拐往前挪动。前列腺炎，且臀部有一个烂疮，常年流脓，十分遭罪。医院告知无能为力，只能如此，其子李某为人至孝，不放弃治疗。于 2016 年有缘遇到我，请我为其父医治。我说："你父亲的病太严重了，而且年龄又这么大，治疗非短期可以见效。"其子很有信心的表示愿意坚持治疗。于是我为其父开方如下。

～❀ 处　方 ❀～

生黄芪 180 克，桂枝 50 克，炒白芍 50 克，干姜 30 克，炙甘草 30 克，当归 15 克，麻黄 10 克，细辛 10 克，党参 30 克，炒白术 20 克，茯苓 20 克，蒸附子 30 克，肉桂 20 克，白芷 10 克，生姜丝 100 克，大枣 12 枚，核桃仁 100 克。1 天 1 剂。

药效反馈：以上方加减，患者连服了 3 个月，烂疮停止流脓，并能够弯腰，走路也较以前灵活。

医案 2：肩周炎三剂见效

刘某，女，49 岁。主诉：月经 2 个月没有来，肩周炎常年疼痛不止，腰肌劳损，睡眠不好，手脚冰凉，出虚汗半年多。咽喉有异物感。面黄略暗，脉濡舌淡。

综合辨证：元阳不足，气血两虚，寒湿郁阻。

治疗原则：补阳壮本，益气生血，散寒除湿。

～❀ 处　方 ❀～

桂枝 50 克，炒白芍 50 克，炙甘草 15 克，蒸附子 30 克，桃仁 15 克，红花 10 克，熟地黄 20 克，当归 15 克，川芎 15 克，柴胡 15 克，枳壳 15 克，怀牛膝 15 克，桔梗 15 克，生黄芪 60 克，防风 15 克，炒白术 30 克，麻黄 6 克，生石膏 60 克，生姜丝 100 克，大枣（去核）12 枚。水煮服用，1 天 1 剂，连开 3 剂。

药效反馈：服后睡眠好了，肩周炎手脚冰凉的现象皆没有了。

医案3：腰椎增生的治疗

胡某，男。腰痛，医院检查有腰椎增生。前两天搬运东西，腰痛加重。患者来诊时，坐在沙发上，不能起身。脾区疼痛，大便稀，口臭，但喜欢吃冷的，苔白厚，脉缓。

综合辨证：肾虚，脾虚寒，胃郁热，膀胱经和督脉不通。

治疗原则：补肾，温脾散胃，舒经通络。

处 方

麻黄10克，蒸附子30克，桂枝30克，白芍30克，炙甘草15克，炒白术20克，栀子15克，淡豆豉30克，生姜丝25克，大枣（去核）12枚，生石膏60克，干姜20克，党参30克。水煮服用，1天1剂，连服3剂。

配合汤药进行针灸八髎穴、阿是穴并拔火罐。并让患者做直腿抬高抻筋运动，做完后，腰痛就得到了缓解。

药效反馈：次日患者完全康复，正常工作运动。让患者吃几剂汤药稳定后，再改成泡药酒的方子，以巩固防止复发。

❖ **临床经验总结**

腰椎间盘突出症是骨科疾病中常见的一种，平常腰痛、腰腿痛，可能都是腰椎间盘突出症惹的祸。一般腰椎间盘突出症急性发作时期，提倡适当卧床休息，以防止病情进一步发展，卧床以硬板为宜。如果过了急性发作时期，可以采取"直腿抬高锻炼"康复法。在临床中，我有2例腰椎间盘突出的患者仅采取了直腿抻筋抬高锻炼，就得到了很好的恢复，现在把这个方法公布出来。

腰椎间盘突出症的有效锻炼方法——直腿抬高抻筋锻炼

患者仰卧，主动进行直腿抬高运动至不能上抬，他人辅助进一步抬高5～15度，患者感腰背部或患侧肢体稍感不适或轻微疼痛后，缓慢放下，双下肢交替进行。功能锻炼的量：3～5次/天。功能锻炼原则：先小幅度后大幅度，先轻后重，频率要慢，循序渐进，持之以恒。

医案 4：头沉伴有肩周炎两剂速效

吴某，女，50岁，2017年3月8日来诊。多年头沉，肩周炎，后背和肩膀发紧发沉并疼痛，全身怕冷，胃也怕吃冷的，脉沉，舌淡苔白。

综合辨证：阳气不足，太阳寒湿。

治疗原则：补气温阳，宣寒散湿。

葛根汤加芪附

生黄芪80克，制附子(先煮1.5小时)30克，麻黄15克，桂枝30克，炒白芍30克，葛根60克，炙甘草20克，生姜丝100克，大枣(去核)12枚。2剂。吃完药后，静卧2小时，并盖上被子出微汗，但不可以出大汗，效果才好。

药效反馈：2剂药后复诊，患者头沉减轻，而且肩周炎导致的后背发沉发紧、疼痛都减轻。

患者问："就是吃完药静卧时，感觉后背冷痛冷痛的，嗖嗖冒冷气，不知什么原因？"我笑着说："你冒完冷气后，是不是头沉、后背发沉发紧和疼痛都减轻，而且浑身舒服？"患者高兴地说："是的，冒完冷气后特别舒服！"我说："这是排病气呢，你的药是热性药，在祛除后背的寒湿气。"

医案 5：骨节疼痛的顽固病治疗

殷某，女，50岁。骨节疼痛，天冷时，浑身就不舒服、头痛。头痛得厉害时，眼睛都睁不开，病史有好多年。患者同时伴有皮肤干燥痛痒，皮肤干裂严重，手脚凉，胃吃冷的就痛，肾囊肿，胆囊息肉，乳腺纤维瘤，身上有结节，大便2天1次，子宫肌瘤。

综合辨证：胃阳亏虚，肾阳亏虚（兼有阴血不足）。

治疗原则：温阳实虚，补肾温阳，兼以滋阴养血。

处 方

熟地黄20克，当归20克，独活10克，白芷15克，蒸附子50克，麻黄15克，细辛10克，桂枝50克，炒白芍50克，炙甘草15克，生黄芪100克，生姜丝150克，大枣（去核）20枚。1天1剂，10剂。

药效反馈： 10剂药后，患者的头痛、全身冰凉不适、胃吃冷的就痛，全部好转，然后调理其他病症。

❖ **临床经验总结**

本患者的骨节疼痛相当于中医的痹病。痹病指正气不足，风、寒、湿、热等外邪侵袭人体，痹阻经络，气血运行不畅所导致的，以肌肉、筋骨、关节发生疼痛、麻木、重着、屈伸不利，甚至关节肿大灼热为主要临床表现的病症。

医案6： *严重骨质增生，滑膜炎伴有水肿骨刺的治疗*

应某，女，重庆人。双膝关节严重骨质增生，右膝关节诊断滑膜炎水肿，到医院检查发现有双膝关节严重骨质增生。

内服药

蒸附子（高压锅特殊蒸制1.5小时）30～50克，干姜20克，茯苓35克，泽泻25克，枸杞子25克，淫羊藿25克，土茯苓 30 克，赤芍 20 克，制半夏 30 克，川牛膝 30 克，木通 20 克，生黄芪 60 克，麻黄 10 克，桔梗 20 克，川芎 20 克，小茴香 20 克，红花 10 克，炙甘草 30 克，生白术 25 克，葱白 50 克。水泡一小时，猛火煮开，再改文火，并算时间煮 45 分钟，倒出药汁，添加开水，猛火煮开，改文火再煮 45 分钟，将 2 次药汁混合，分 3 次服用。12 剂中药为一疗程，然后停 3 天。

❖ 外用药 ❖

川乌 3 两，草乌 3 两，麻黄 2 两，桂枝 2 两，白芷 2 两，栀子 3 两，赤小豆 3 两。粉碎打成面，每次取 50 克同葱白 5 两同捣成糊状，敷在疼痛部位，上面再盖一层厚的粗布，然后用能调温的电熨斗放在药布上面，加热，每天持续 1 小时。

药效反馈：7 剂药后，患者膝盖还未消肿，想去医院抽取积液，来信息询问是否有副作用。我说："抽积液可以，但不能消除体内导致产生积液的致病机制，抽了易复发。医生只要严格执行无菌操作，炎症感染和扩散应该不会产生，所以，这个有没有副作用，取决于操作的医生。"当天患者去了医院，经医生建议并未抽积液。又坚持吃了几剂后反馈，加了炒白芍，膝盖没有那么痛了，肿块也消了三分之一。

正是：

　　　　茫茫人海贵相遇，骨质增生滑膜炎。
　　　　疼痛剧烈难起身，中华方药效不俗。

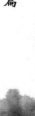

医案篇

医案 7：强直性脊柱炎的治疗

王某，女。在三甲医院确诊为强直性脊柱炎，患病五六年，花费钱财有数万，疗效不显。主症有双侧颈部筋痛，左侧痛更甚，严重时头也痛，脖子僵硬，全身怕冷，脉沉缓。

独活寄生加味汤

蒸附子 80 克，生黄芪 180 克，桂枝 50 克，炒白芍 50 克，麻黄 20 克，苍术 15 克，干姜 50 克，炙甘草 30 克，独活 20 克，桑寄生 20 克，秦艽 20 克，防风 20 克，细辛 20 克，川芎 20 克，白芷 15 克，当归 15 克，熟地黄 20 克，肉桂 15 克，党参 30 克，杜仲 15 克，怀牛膝 15 克，茯苓 20 克，炒白术 20 克，生石膏 50 克，生姜丝 150 克。1 天 1 剂。

药效反馈： 在上方基础上逐步增加药量服用几十剂后，病症大有改善。患者服药前头不能左右转向，现有很大改善。可惜，此病的后期进展不大，患者就放弃服药了。故而，"独活寄生加味汤"只能说对强直性脊柱炎有一定效果，治愈还不敢说。

医案 8：一味赤小豆外敷消瘀肿

栀附赤豆散，最早来源于一味赤小豆散。赤小豆乃平常食用之物，容易购买，而外伤瘀肿特别常见，故而在此公布出来。一切跌打损伤导致的"瘀肿"，只要没有出现骨折的患者，皆可外敷"赤豆散"。

处 方

赤小豆散：赤小豆三两，研面，温水调成糊状，外敷患处即可。

快者一两天，慢者两三天，即可以达到肿消瘀散的效果。

医案9：酒后全身痛的治疗（赖鼎丰医案）

吴某，45岁。春节期间，朋友用鹿茸酒招待他，一高兴就喝了3两鹿茸酒。回家乘着酒劲睡了一觉。醒来后，发现全身痛，特别是肘尖痛得厉害，咳嗽时痰里有血丝，一个多月未愈。患者舌红绛，脉弦。

综合辨证：体虚之人过量服用鹿茸大补，造成热伤肌腠、筋脉所致。

治疗原则：白虎汤清其肌腠之瘀热。

处　方

生石膏50克，知母12克，山药30克，炙甘草9克。水煮服用，3剂。

药效反馈：3剂药后，人体顿觉无比舒畅，一个多月的肌肉疼痛，完全消失。但肘尖疼痛未减。

考虑到肘尖肉少、筋强，当是久痛筋也受伤，加之气分受伤后，局部筋脉皆弱或有水气聚于其中。于是处方用阳和汤合五苓散加味。

阳和汤合五苓散加味

黄芪30克，白芥子10克，炮姜7克，熟地黄15克，鹿角霜10克，桂枝10克，麻黄6克，肉桂5克，白术20克，茯苓20克，猪苓10克，泽泻10克，薏苡仁20克，苍术15克，牛膝30克。3剂。同时，配合精油开背疏通经络。

药效反馈： 8 剂药，两三次精油开背后，肘尖疼痛完全消失。

 皮肤科疾病（附医案 5 则）

医案 1： 丹毒患者的治疗

2014 年 5 月 26 日，一位亲友求诊。双腿红，又有水疱。显然是湿热之毒。

🎗 内服药 🎗

桑叶 50 克，薄荷 20 克，泽泻 30 克，酒大黄 30 克，丹皮 20 克，怀牛膝 20 克，炙甘草 20 克，茯苓 20 克，炒白芍 50 克，桂枝 50 克，生姜丝 50 克，大枣 12 枚。1 天 1 剂。吃完药，再喝粥，盖上被，出点小汗，效果更好，千万注意不能出大汗。吃完药躺 2～4 小时，汗出多就减被。

🎗 外敷药 🎗

生大黄、芒硝、薄荷、生白芍各 2 两，丹皮 1 两，冰片半两。将以上药研粉同绿豆芽一起捣成糊状，外敷，1 天 2 次，每次半小时。

🎗 食疗方 🎗

黑豆，白扁豆。煮粥服用。

药效反馈：腿基本好了，只是等着皮肤恢复颜色了。

医案2：顽固脂溢性皮炎的治疗

孙某，女，53岁。患有顽固的脂溢性皮炎20多年，面色黝黑，面部发痒，怕风，发热，出门必须戴墨镜。最近3个月特别严重，寻医无数，多方治疗效果不显。患者同时还有胃吃冷就会不适的病症，脉沉，舌淡苔白。

内服药

桂枝50克，炒白芍50克，生石膏120克，生黄芪60克，炒白术50克，防风15克，柴胡20克，枳实15克，炙甘草15克，蒸附子20克，桃仁10克，红花10克，生地黄60克，当归10克，川芎10克，栀子10克，生姜丝100克，大枣（去核）12枚。1天1剂，6剂。

外敷药

茯苓、生白芍、杏仁、葛根、桂枝、生黄芪、生白术、芒硝、生石膏、桔梗各一两，赤小豆半斤。打成粉过细筛，用酸奶调敷面部。1天2次，每次20～30分钟。

药效反馈：十几剂药后，面部痒、发热的现象消失，而且面色也变白，出门也不需要戴墨镜了。截至此稿完成，3年多未复发。

❖ **临床经验总结**

风瘙痒是指无原发性皮肤损害，而以瘙痒为主要症状的皮肤感觉异常性皮肤病。中医文献中又称之为风痒、血风疮、痒风、谷道痒、

阴痒等。《诸病源候论》云："风瘙痒者，是体虚受风，风入腠理，与气血相搏，而俱往来于皮肤之间。邪气微，不能冲击为痛，故但瘙痒也。"本病以自觉皮肤阵发性瘙痒，搔抓后常出现抓痕、血痂、色素沉着和苔藓样变等继发性皮损为临床特征。临床上可分为局限性和泛发性两种。局限性者，以阴部、肛门周围瘙痒最多；泛发性者，则多泛发全身。本病多见于老年及青壮年，好发于冬季，少数也可夏季发病。相当于西医的皮肤瘙痒症。

医案 3：长期皮肤瘙痒的治疗

孙某，女，13 岁，温州人。长期患有皮肤瘙痒，吃了好多中西药皆无效。

综合辨证：湿热疹毒。

《伤寒论》麻黄连翘赤豆汤

（用桑白皮代替生梓白皮）

麻黄 10 克，连翘 20 克，赤小豆 50 克，桑白皮 15 克，杏仁 15 克，炙甘草 10 克，生姜丝 25 克，大枣（去核）12 枚。1 天 1 剂，连服 6 剂。

药效反馈：6 剂，脱痂而愈。

医案 4：一味灶心土能迅速长皮

患者，男。因为在家自行拔火罐，将脸部烫伤一小块，虽然不深，但表皮脱落，不断有渗出液流出。我给其涂抹烫伤药膏，全被渗出液冲掉。无奈之际，忽然想到灶心土是极干极燥之物，应当能中和渗出液。于是抱着试试的心理，从当时还烧柴草的炉子里抠出一小块黄土，对着其伤口轻轻一捻，黄土便成面撒在其伤口上，渗出液立马止住，并与灶心土混合，形成一个深褐色的痂。第二天，褐色的痂就自行落了，创面也没留下瘢痕。

后来，随着我所读医书的增加，见古人有用灶心土，治疗初生儿无皮肤的记载和医案，想必也是有可能的，可惜现实中没有见到过。毕竟全身没有皮肤和一小块烧伤能够迅速长出皮来，这两者的严重程度是大大不同的，而且病因也未必相同。但灶心土制止渗出和长皮的作用，令人印象深刻。

医案 5：白虎汤治鼻头生疔疮（赖鼎丰医案）

患者李某于 2013 年春节吃红烧羊肉，并喝了很辣的羊肉汤。次日起床，鼻头上长出大疔疮，颜色深红，整鼻头如同大蒜头一样，左边鼻孔完全堵掉，还需靠嘴巴来辅助呼吸。赖医生一看是热毒凝结所致，于是用山药代替粳米，开了白虎汤给患者。

～◈ 处 方 ◈～

生石膏 50 克，知母 12 克，山药 30 克（代替粳米），炙甘草 9 克。水煮服用，3 剂。

药效反馈：3 剂药后，鼻子的深红色完全消失，鼻肿的部位消掉并结痂，一星期后结痂也脱落，病情痊愈。

❖ **临床经验总结**

羊肉属甘、温之品，补体虚，驱寒冷，温补气血；益肾气，暑热天或发热病人慎食之；水肿、骨蒸、疟疾、外感、牙痛及一切热性病症者禁食。红酒和羊肉是禁忌，一起食用后会产生化学反应。

医
案
篇

医案 1：长期口腔溃疡和胃病的治疗

邱某，女，45 岁。长期患有口腔溃疡，面暗黄，浑身无力，胃有反酸，吃酸的、冷的食物加重，吃甜食不加重。还患有甲状腺，亚甲炎，脉沉缓。此病属于传统中医学久疮的范畴，气虚则不充养则成久疮。

配方思路： 生黄芪是治疗此病的主药，配以半夏泻心汤清热泻火。

综合辨证： 气虚不养，水饮不化，郁热不散。

治疗原则： 补气养肤，运化水饮，疏郁散热。

处 方

生黄芪 120 克，姜半夏 25 克，干姜 25 克，黄芩 15 克，桂枝 20 克，黄连 10 克，党参 30 克，炙甘草 15 克，炒白芍 20 克，大枣（去核）12 枚，麦芽糖（冲服）100 克。1 天 1 剂，6 剂。

药效反馈： 患者吃了 6 剂后，大大见效。

医案 2：严重口腔溃疡伴心脏病的治疗

一女性患者长期患有严重口腔溃疡，同时伴有心慌，心跳加快，舌淡苔白而呈水滑，手脚冰冷，还有腰痛。

半夏泻心汤、桂枝汤合并四逆汤加味

蒸附子 60 克，细辛 15 克，炙甘草 30 克，姜半夏 25 克，

干姜30克，黄芩15克，黄连6克，党参30克，炒白术20克，茯苓20克，炒白芍50克，桂枝50克，生黄芪80克，麻黄15克，生姜丝100克，大枣（擘开）12枚，绿茶一小撮。1天1剂。

药效反馈： 3剂后，口腔溃疡痊愈，心慌、心跳加快也大大减轻。

医案3：口腔舌头溃疡半年的治疗

某女，口腔、舌头溃疡半年多，吃了十几盒杞菊地黄丸，一直反反复复不见好。

❧❧ 处 方 ❧❧

蒸附子（有毒，先煮1.5小时）30克，细辛15克，炙甘草30克，姜半夏25克，干姜30克，黄芩15克，黄连6克，党参30克，炒白术20克，茯苓20克，炒白芍50克，桂枝50克，生黄芪80克，麻黄15克，生姜丝100克，大枣（擘开）12枚，绿茶一小撮。1天1剂，3剂。

药效反馈： 3剂药后，口腔溃疡长时间没有再复发。

医案4：舌头和上腭上火，脖子筋痛的治疗

某网友，最近舌头、右上腭里面都上火了，脖子筋酸痛。吃消炎药和黄连上清片去火，都没有效果。

处　方

柴胡24克，黄芩15克，姜半夏25克，党参30克，生姜丝50克，炙甘草15克，生甘草15克，大枣(去核)12枚，生石膏80克。水煮服用，1天1剂，每4小时服药4次，连服2剂。

药效反馈：症状明显减轻。

医案5：长期舌头肿大一剂见效

患者4年前生第2个孩子剖宫产，全麻，醒来口干发不出声，约一周自己无法翻身。七月太热，月子内开空调，从那以后，喉咙一直不舒服，刷牙就吐，有白痰，臀部及脚后跟一直疼痛。腹部硬，有时会抽动，有时胀痛。最近口干严重，有时想吐，四肢酸痛，睡时两手会麻，这几天手指麻胀，左手中指、无名指，大鱼际疼痛较严重，眼睛爱流眼泪、酸、黏。四五点醒来很清醒，七八点又很想睡。患者现在例假已三月未至。

辨证思路："4年前生第2个孩子剖宫产，全麻，醒来口干发不出声，约一周自己无法翻身"，产后多虚。"七月太热，月子内开空调"，产后气虚寒邪入里伤阳。"从那以后，喉咙一直不舒服，刷牙就吐"，阳气不足，不充养肌肤。"有白痰"，脾胃阳虚运化不足，导致水饮成痰。"臀部及脚后跟一直疼痛"，肾为足跟，肾阳虚则痛。"腹部硬，有时会抽动，有时胀痛"，气阴两虚不充养筋膜。"最近口干严重"，阳气不足，不能上布津液故口干。"有时想吐"，胃阳虚则上逆而吐。"四肢酸痛"，阴血不足。"睡时两手会麻，这几天手指麻胀，左手中指，无名指，大鱼际疼痛较严重"，气血不足则淤滞而痛。"眼睛爱流眼泪、酸、黏，四五点醒来很清醒"，肝开窍于目，肝血肝气不足导致。"七八点又很想睡"，元阳不旺，则困乏。

综合辨证：元阳不足，兼有阴血不足而郁。

❀ 处 方 ❀

生黄芪 180 克，蒸附子 40 克，麻黄 15 克，熟地黄 90 克，桂枝 50 克，炒白芍 50 克，炙甘草 30 克，炒白术 30 克，防风 15 克，茯苓 30 克，泽泻 30 克，猪苓 20 克，生姜丝 150 克，大枣（去核）12 枚。1 天 1 剂，连服 3 剂。忌寒冷，防止受冷，不要太劳累。

药效反馈：第 2 天傍晚患者来信称，昨天吃了药以后，喉咙虽然还是很干，但马上舒服很多。原本舌头肿大，讲话感觉要咬到舌头，现在舌头变小了，感觉正常了。脚后跟胀痛减轻，手掌也好了很多。

◎ 人体器官长期慢性肿大的中医病理探讨

作者在临床中发现，人体器官无论何部位肿大，只要是慢性的、顽固的，气虚体弱，身寒易冷，舌淡苔白或舌嫩红苔白或舌淡苔黄者，或身热或局部发热但有以上病症者，其病因机制多为阳气不足，水饮不化，郁而生热。中医治则应为，大补阳气，温饮化水，解郁清热，滋阴相佐。有很多的中医生因为受"热则肿"的影响，对阳气不足而导致的"水饮聚则也肿"的中医病理，不容易理解。

其实这很好解析，举一日常生活现象，人们刚刚从杀死的动物身上切下一块肉时，往往是"精细结实"的，泡入水中，一会儿其肉则变得"松弛肿大"，这就是水湿侵袭肌肉导致肿大的结果。人体器官或局部长期出现慢性肿大的中医病理，也是同理。只不过慢性肿大的水湿，并非来自人体的外部而是来自体内阳气不足，导致水饮不化的"病水"，即中医的术语"水饮"。

"水饮"长期聚焦人体器官或局部，多是阳气不足，不运化水饮所为。如果说想治疗体内的"水饮"，既要用利水化饮之药，更要大量用"温阳化饮""补气化水"之药，即使患者有热的病症，也只许少佐清热药，方是正确的治疗思路。特别是那些曾经单纯服苦寒清热消肿药或清热解毒药所占比例很大的药方，疗效甚微或缠绵不愈者甚至严重者的患者，就更要考虑"阳气不足，水饮不化，郁而生热"的病因，如此对症下药，方可见效。

我在临床中大补元气药多用生黄芪、党参，温阳药多用附子、干姜、生姜，利水化饮多用五苓散、赤小豆，肺部水饮肿大多用小青龙汤，胃部水饮肿大多用理中丸，肾部水饮肿大多用真武汤，关节水饮肿大多用独活寄生汤加味，等等。以上仅供大家参考，希望读者能够举一反三而融会贯通。

医案6： 六剂中药治愈急性结膜炎

陆某，男，33岁，2016年4月22日来就诊。曾在大医院确诊为结膜炎。眼睛痒，结膜偏黄而红，十几天治疗无效。左脉数，右脉沉。因为我很少治疗急性结膜炎，所以对患者说："吃了这6剂药若是无效，就请找别的医生吧。"

综合辨证： 外有风邪，郁而化热。

━━◆ 处 方 ◆━━

炒白术15克，桂枝20克，泽泻30克，生大黄6克，茯芩 20 克，麻黄 10 克，杏仁 10 克，炙甘草 15 克，炒白芍 20 克，柴胡 20 克，黄芩 15 克，姜半夏 10 克，生石膏 100 克，党参 20 克，蒸附子 15 克，生黄芪 20 克，生姜丝 50 克。水煮服用，1 天 1 剂，6 剂。

药效反馈：介绍其来看病的人称，患者吃了 6 剂后，就痊愈了。

相关文献：西医学的急性结膜炎类似于中医的暴风客热，最早见于《银海精微》上的记载。本病为外感风热，猝然发病，且有明显红肿热痛的眼病，故名。此病的病因病机多为风热之邪外袭，客于内热阳盛之人，内外合邪，风热相搏，上攻于目，故猝然发病。临床表现多骤然发病，患眼胞睑红肿，白睛红赤，畏光多泪，或眵泪胶粘，甚则赤痛较重，白睛浮肿，可见灰白色假膜附着，拭去复生。全身多兼有恶寒发热，头痛鼻塞，口渴，溲赤便秘等。如不即治或治之不当，每易发生星点翳障等。诊断依据有①骤然发病，胞睑红肿，白睛红赤，甚则白睛赤肿隆起，多眵。治不及时，可致黑睛边缘生翳；②眼睑内面红赤，粟粒丛生；③患眼沙涩，灼痛，刺痒，畏光，眵泪胶黏。可伴恶寒发热，鼻流涕等症。

医案 7：一个药方治疗四位慢性鼻炎患者

2015 年夏天温州，我碰到一个年近 20 岁的女孩求诊。长期患有慢性鼻炎，遇冷或冬天则严重，鼻塞流鼻涕，还有肩周炎和腰痛，右脉沉缓，左心脉弱。于是为其开方如下。

＊＊＊ 处 方 ＊＊＊

葛根 150 克，麻黄 100 克，桂枝 120 克，炒白芍 120 克，炙甘草 100 克，肉桂 100 克，苍耳子 150 克，细辛 80 克，白芷 80 克，辛夷花 50 克，薄荷 50 克，生黄芪 180 克，茯苓 80 克，炒白术 80 克，泽泻 80 克。将上药打碎过筛，1 天 3 次，每次用 5～15 克，同生姜 3～5 片、大枣（去核）7 枚，一起煮后服用。

女孩服用了 2 料药后，鼻炎即愈。还将这个方子给了一个同样患有鼻炎的朋友，服后也好了。

2016 年，我去西安检验膏方产品的药材质量，碰到当时担任厂长的何老师。何老师是中医硕士研究生，同时也是国家名老中医的学术指定继承人。我二人在中医方面进行了交流。何老师说他自己长期有一个痼疾：慢性鼻炎，遇冷严重，十分苦恼，多方医治，未曾治愈，自己也不得其法。于是我从手机里翻出鼻炎的药方，加上附子给了他。两三个月后，何老师的鼻炎基本治愈，即使天冷再犯，也没有以前那么严重。

2017 年，有一个女警察，长年患有慢性鼻炎，让其原方服用。反馈称吃完 2 料已快好了，有时两三天不打喷嚏流鼻涕。

医案 8：顽固咽病，六剂大见效

许某，男，67 岁。患者半年前自觉嗓子灼热刺痛，有硬物感，吃饭有噎住的感觉。在医院检查，医生说不是癌症，开了西药，吃完无效果。又找了个老中医，花了不少钱也没治好。有的小诊所说是咽炎，有的医生说是喉咙长了异物，反复半年多也没治好。我一摸脉沉数，舌淡苔白，有口臭。

综合辨证：阳气不运，气滞痰凝，郁热不散。

半夏厚朴汤、麻黄附子细辛汤、桔梗甘草汤合方加减

桔梗 10 克，麻黄 15 克，制附子（先煮 1.5 小时）30 克，细辛 10 克，姜半夏 25 克，厚朴 15 克，紫苏叶 15 克，栀子 15 克，淡豆豉 20 克，生甘草 10 克，生姜丝 50 克，大枣（去核）12 枚，猪油 50 克。药煮好后兑入猪油，水煮服用，1 天 1 剂，3 剂。服用时注意少量频频含服，滋润喉咙，切忌大量顿服。

药效反馈：3 剂药后，患者说虽未连续服用，感觉症状减轻。但患者在反馈中一直在强调喉咙灼热刺痛，所以我将上方去掉附子（因为药房没有制附子了），加了生石膏、生地黄、桂枝、炒白芍。

处 方

桔梗 10 克，麻黄 15 克，生石膏 60 克，生地黄 50 克，桂枝 30 克，炒白芍 30 克，细辛 10 克，姜半夏 25 克，厚朴 15 克，紫苏叶 15 克，栀子 15 克，淡豆豉 20 克，生甘草 10 克，生姜丝 50 克，大枣（去核）12 枚，猪油 1 两。药煮好后兑化，水煮服用。1 天 1 剂，3 剂。服用时注意少量频频含服，滋润喉咙，切忌大量顿服。

药效反馈：3 剂药复诊，患者说此次大为见效，症状基本消失。正是：

> 半年喉咙热又噎，花费数千说包好。
>
> 方药相符几十元，世上多有不良医。

医案篇

妇科疾病（附医案 6 则）

医案 1：急性乳腺炎的速愈

我在黑龙江省青冈县青冈镇医院（即城郊镇医院）工作时，碰见的一位急性乳腺炎患者。该患者是一名农村中年妇女，当时得了急性乳腺炎，其叔叔是西医医生，于是就打了 5 天点滴，病症略有改善，但效果不是很明显，经介绍找到我来医治。患者当时觉得双侧乳房又胀又痛又热，大便偏干燥，平时体力很好。我观察患者体形是"女生男相"的筋骨形体质，骨骼很大，平时胃口好，也不怕吃冷的。

于是我就放心地开了大剂量的白虎汤去粳米，加大黄、蒲公英、赤芍，以内服。赤芍，生大黄，生石膏，打成面，用陈醋调匀，外敷局部。

1 周过后，患者复诊说："敷上外用药后，就感觉胸部往外喷火，第三天就好了。"其实患者好得这么快，除了汤药对证，药量大，这也同患者的体格好，胃口好，有很大关系。而且患者得的又是实证，只要内服清热解毒的药，配合外用药，可收到很好的效果。如果是体质虚，患的是虚实夹杂证，恐怕就不会好得这么快了。

医案 2：感冒致闭经的治疗

吴某，女，在温州工作。体形偏瘦，面色偏黄，上个月感冒后月经就没有来。平时还有痛经，吃冷饮则加重。有鼻炎，遇寒冷天则加重。

我以小柴胡汤枢转少阳，麻黄汤宣发气机加温热药以运通，3 剂药后，月经即来。

⤖◈ 处 方 ◈⤖

麻黄 10 克，桂枝 20 克，杏仁 10 克，炙甘草 10 克，细辛 5 克，白芷 6 克，薄荷（后下）10 克，柴胡 20 克，黄芩 6 克，姜半夏 15 克，党参 20 克，生姜 30 克，大枣(去核)8 枚，肉桂 10 克，炒白芍 20 克，艾叶 15 克，茯苓 20 克，赤芍 12 克，桃仁 10 克，丹皮 6 克，当归 10 克，生石膏 10 克。水煮服用，1 天 1 剂，3 剂。

医案 3：阳虚体质闭经的治疗

患者，女。体形偏胖，月经 3 个月未来，手脚冰凉，紧脉沉。处以桂枝茯苓丸、小柴胡汤、温通血脉和养胃药而成。患者服用 3 剂药后，高兴来告，月经已来。

❧ 处 方 ❧

桂枝 30 克，茯苓 30 克，炒白芍 20 克，赤芍 30 克，桃仁 15 克，丹皮 15 克，麻黄 6 克，杏仁 15 克，炙甘草 15 克，生石膏 30 克，柴胡 20 克，黄芩 10 克，姜半夏 15 克，党参 20 克，艾叶 15 克，酒大黄 10 克，酒当归 10 克，蒸附子 10 克，生姜 25 克，大枣（去核）12 枚。水煮服用，1 天 1 剂，3 剂。

附一此方失败病例：某女，26 岁，青岛市胶南人。月经有近一年没来，在大医院检查雌激素偏少。吃了我开的汤药十几剂，月经也没有来，只好让其停药，深以为憾和自责。

医案 4：一味葱白治小腹胀和宫寒痛经

临床中经常碰到小腹胀和宫寒痛经的患者，我就让其将平常吃的葱白捣碎二三两，肚脐上放块薄布，用捣碎的葱白盖住肚脐，上面再盖厚点的布，然后用热水袋放在上面，让葱白的热力透入肚脐。每次

15～30 分钟，每天 2 次，效果出奇地好。

医案 5：茯苓治疗产后壮热汗出（《医学衷中参西录》）

友人竹某曰："嵊县吴氏一家，以种苓为业。春间吴氏之媳病，盖产后月余，壮热口渴不引饮，汗出不止，心悸不寐，延余往治。病患面现红色，脉有滑象，急用甘草、麦冬、竹叶、柏子仁、浮小麦、大枣煎饮不效；继用酸枣仁汤，减川芎加浮小麦、大枣，亦不效；又用归脾汤加龙骨、牡蛎、山茱萸则仍然如故。

当此之时，余束手无策，忽一人进而言曰："何不用补药以缓之"，余思此无稽之谈，所云补药者，心无见识也，姑漫应之。时已届晚寝之时，至次日早起，其翁奔告曰："予媳之病昨夜用补药医痊矣。"余将信将疑，不识补药究系何物。乃翁持渣来见，钵中有茯苓四五两，噫！茯苓焉，胡为云补药哉？余半晌不能言。危坐思之，凡病有一线生机，皆可医治。茯苓固治心悸之要药，亦治汗出之主药。仲景治伤寒汗出而渴者五苓散，不渴者茯苓甘草汤。伤寒厥而心下悸者宜先治水，当服茯苓甘草汤。可知心悸者汗出过多，心液内涸，肾水上救入心则悸，余药不能治水，故用茯苓以镇之。是证心悸不寐，其不寐由心悸而来，即心悸亦从汗出而来，其壮热口渴不引饮、脉滑，皆有水气之象，今幸遇种苓家，否则汗出不止，终当亡阳，水气凌心，必当灭火，是谁之过欤？余引咎而退。观竹某此论，不惜暴一己之失，以为医界说法，其疏解经文之处，能将仲景用茯苓之深意，彰彰表出，固其析理之精，亦见其居心之浓也。

湖北天门县崔某来函云：一九三〇年，李姓妇，头目眩晕、心中怔忡、呕吐涎沫，有时觉气上冲，昏愦不省人事。他医治以安神之药无效，继又延医十余人皆服药无效，危险已至极点。生诊其脉，浮而无力，视其形状无可下药。

恍悟《衷中参西录》茯苓解中，所论重用茯苓之法，当可挽回此证。遂俾单用茯苓一两煎汤服之，服后甫五分钟，病即轻减，旋即煎渣再服，益神清气爽，连服数剂，病即痊愈。后每遇类此证者，投此方皆可奏效。

医案6：停经数月，阑尾炎术后不收口的治疗（庞爱国医案）

患者，女，30余岁。面容虚浮，面色㿠白，形体虚胖，神情紧张、焦虑，眼神中似有几分惶恐。待其落座，使其平静，再脉之，左关尺脉弦而滞涩，右脉极沉，舌瘦小且白腻，如肉久泡水中之象，此必是腹部中下焦阳虚生寒，水湿困聚，病当在腹。

患者自诉，阑尾术后已3个月，腹部纵切一条大伤口至今不能愈合。已停经数月，曾用过黄体酮，但停药则停经。伴盆腔积液、宫颈炎，平素胃胀腰酸，小便涩痛不适，夜尿两三次，自感倦怠疲劳。患者近几年工作繁忙，常常熬夜伤神，身体每况愈下，出现失眠、纳差、精神恍惚、疲劳倦怠、月经紊乱等，终致停经。也多次使用西药中药，但终究不能病除。去年开始，常感腹部不适，未引起重视，三个月前突发急性阑尾炎并穿孔，造成腹腔中毒性感染，因此手术时在腹部留下很长一道刀疤。所幸的是捡回了一条命，不幸的是刀疤始终不愈合。西医认为跟她自身的体质和体脂代谢等有关，用了药也不见好。关于月经问题，也吃过不少中药（药方不知），不见良效。

综合辨证：中下焦阳气虚衰，寒湿困阻致真阳不得畅旺，气血不能调达。

❧ 处 方 ❧

桂枝50克，炒白芍50克，党参30克，生黄芪120克，生龙牡各30克，淡干姜20克，炙甘草20克，淡豆豉20克，焦白术30克，茯苓30克，川芎15克，熟地黄15克，桃仁15克，瓜子仁10克。7剂，水煎服，每日1剂，分3次服。

药效反馈：服药7剂，月经如期而至，手术伤口基本愈合，小便

顺畅，夜尿无。舌红苔薄，右脉起。仍有腰酸，原方稍事加减，续服巩固疗效。

癌症（附医案7则）

我从20岁治疗第1例胃癌开始，到目前为止，治疗过二十几例癌症患者。这些患者多数是晚期病人，甚至是癌症脑转移的危重患者。惭愧的是，目前还没有1例癌症患者完全治愈。只能在"消除症状，减少痛苦，延长生命"方面发挥些作用，即使这样也受到了患者，家属和医院的医生肯定和赞许。

医案1：第一次治疗胃癌的过程

我19岁被山东省莘县朝城镇东关卫生所聘请中医坐堂。有一天，一个五六十岁的男性患者，单独来找我看胃病。患者诉近几个月胃很痛，总觉得胃里有东西堵着，饭量也减少了，刚从大医院检查回来。我用中医的辨证方式分析完，一看这种情形不是很好。问其西医的检查结果，患者支支吾吾地不愿说，并问我中医如何说。我见其并无其他家人陪同，不便明说，只好说："你这种病，按中医说法叫噎膈，标为气滞血瘀，本为气阴两虚。"患者请我为其用药，我于是让其用党参、生黄芪、熟地黄和蜈蚣泡酒，3天后服用，并告诉其下次和家属一起来复诊。

过了大概六七天，该患者同其儿子一起来的，说喝了3天药酒后，胃没有那么痛了。这时患者才告诉我说："我的病在大医院确诊了是胃癌，家人让我做手术，我不愿意，因为吃你的药见效了。儿子非常希望做手术，现在就是想听听你的意见。"我当时年纪太轻，治疗经验还不足，虽然初见成效，但也不敢说不做手术，依赖中药治疗。于是实话实说："我不好决定。"但患者本人，十分诚恳请求我治疗，并说可以写保证书，治疗后果一切自负与我无关。我还是婉拒了。患者

临证传奇·肆　中医求实

临走时，带着请求和哀怨的眼神，至今都未曾忘记。每每想起来就心酸。

医案 2：肺癌存活期延半年

一姓刘的男性肺癌患者，被医院因病情危重告知家属："存活不会超过半个月。"患者和家属只好出院，找到我来医治，其症状为：暴咳不止，不能自控，胸闷，透不过气来，舌淡苔白，脉急数。于是用小青龙汤加生石膏加味。

❧ 处 方 ❧

麻黄 20 克，桂枝 20 克，炒白芍 20 克，细辛 20 克，干姜 20 克，五味子 20 克，炙甘草 20 克，姜半夏 30 克，生石膏 120 克，葶苈子（布包）15 克，泽泻 60 克，炒白术 30 克，生姜丝 50 克，大枣（去核）12 枚。1 天 1 剂，药煮好后平均分成 3 份，早晚各 1 份，另 1 份当茶水，要咳时喝一口。

患者服上方后，其咳顿止，然后我以生黄芪、党参、生龙骨、生牡蛎加减为患者调理近月余。结果，患者存活近半年，因为家庭经济困难，服了几十剂中药后，渐渐停药。患者后于某天早晨突然死于心力衰竭。可惜自己当时年纪才 20 几岁，在附子应用上面尚无突破，否则以现在的中医水平，生命当可更加延长。故而，不由不叹，此乃"时也！命也！"

附：经治疗第一例肺癌患者，多年以后，有一位江西肺癌患者，也是暴咳不止，我以小青龙汤加生石膏加味加减给其服药。患者服了十几剂中药后，竟然能够带药外出，去广东打工了，患者和亲友都十分惊喜。

医案篇

医案 3：肝癌合并胃癌晚期扩散的救治

患者，男，年龄 60 岁左右。被诊断为肝癌合并胃癌晚期扩散，家人未告知其病情，但因前后走访多家医院，中药服用 30 多剂不好反而加重，似也知晓自己病情，2015 年 9 月 28 日来诊时一言不发，面露忧愁。患者身高约 1.7 米，很瘦，面色暗黑。患者诉食欲不振，总想恶心呕吐，口苦，最近半个月加重，基本上没吃饭，心慌，身上不能见冷气，全身一阵冷得打寒战，一阵又发热。自诉胃下面有一个异物，有胀感，很不舒服，感觉其内像冰块一样，很冰。对患者所说的异物进行检查，肝部确有一个突出的包块，按之不硬，患者也没有疼痛的感觉。小便偏黄，右脉数，左脉沉，舌苔又白又厚，有强烈的口臭。虽然半个月未吃饭，但元气尚可。家人诉患者爱生气，脾气特别暴躁。

患者的病彻底痊愈康复是不太可能了，但是消除现有病症、减少痛苦、延长生存期是没问题的。一会儿怕冷，一会儿发热，而且恶心呕吐，属于《伤寒论》中的少阳小柴胡汤证。而肝部有一块寒积，属于大黄附子细辛汤证。加上桂枝汤以调阴阳，养脾胃，吃 3 剂应当会见效。

⌘ 处 方 ⌘

柴胡 30 克，黄芩 15 克，姜半夏 25 克，党参 30 克，生姜丝 150 克，大枣（去核）12 枚，炙甘草 20 克，桂枝 30 克，炒白芍 30 克，酒大黄（用白酒浸泡 3 分钟）30 克，蒸附子（逐步加量）30～50 克，细辛 10 克。水煮服用，1 天 1 剂。

嘱咐患者附子一定要先煎 1.5 小时，第一天用 30 克，第二天用 40 克，第三天用 50 克，然后维持不变，吃完 3 剂再根据病情调整方子。吃饭时不要一下吃太多，否则容易把刚刚恢复的胃气堵住，要循序渐

进地吃流质和温热的食物，寒冷、油腻的食物不能吃。

药效反馈： 1剂药后，患者家属反馈信息，大便往下排寒积，时冷时热的现象减轻，恶心呕吐缓解，可以吃半片馍了。3剂药后，肿块虽然还是冰冷，但时冷时热的现象基本没有了，而且饭量增加到以前没得病时的三分之一量了。此前患者服用的3剂中生姜只放了一两多，让患者把生姜加到3两，再服3剂。2016年5月朋友告知：患者服药好转后，又接受了介入疗法，恢复得不错，最近还参加了村主任竞选。

医案4：肺癌晚期的治疗

患者，山西人，肺癌晚期。咳嗽气急胸闷，为其开药如下。

❧ 处 方 ❧

麻黄20克，桂枝20克，炒白芍20克，干姜20克，细辛20克，炒乌梅20克，姜半夏30克，炙甘草20克，生黄芪120克，蒸附子80克，党参30克，炒白术20克，茯苓30克，杏仁20克，生白芍30克，泽泻36克，生龙骨30克，生牡蛎30克，生石膏50克，生姜丝150克，大枣（去核）12枚。1天1剂，3剂。

药效反馈： 1剂药后，患者咳嗽气急减轻，但小便不通畅，于是让患者加赤小豆100克，生白芍30克在上方中。患者服了药后，再没有出现小便不通畅。患者一直吃了三十几剂中药，然后因为只能控制症状，所以便停了药。

医案5：肺癌晚期脑转移的治疗

患者，青岛人，肺癌晚期脑转移。当时患者咳嗽，胸闷，气短，心慌，刚刚出院。患者已经达到心肺衰竭的程度，只能减轻症状，尽量延长生存时间。

临证传奇·肆

中医求实

※ 处 方 ※

麻黄 20 克，桂枝 20 克，炒白芍 20 克，干姜 20 克，细辛 20 克，炒乌梅 20 克，姜半夏 30 克，炙甘草 20 克，生黄芪 120 克，蒸附子 80 克，党参 30 克，炒白术 20 克，茯苓 30 克，杏仁 20 克，生白芍 30 克，泽泻 36 克，生龙骨 30 克，生牡蛎 30 克，生石膏 100 克，生姜丝 150 克，大枣（去核）12 枚。1 天 1 剂，3 剂。

患者吃了药后，咳嗽、胸闷、气短、心慌全部好转，于是患者家属又分两次开了 12 剂药。开始服药后约第 20 日，患者忽然摔了一跤，人就起不了床了，晚上睡觉时说胡话，第二天送到医院后于当天下午过世。真是令人唏嘘不已。

医案 6：胃癌的治疗

患者，男，30 多岁。偏瘦，体力尚可，当时还能正常参加农活。持续半个月的时间，患者出现胃灼热的病症。我为其开生大黄、枳实、厚朴、党参、茯苓、炒白术，研粉冲服。患者服药后第 2 天，就感觉胃灼热明显减轻。去医院检查诊断为胃癌，就做了手术，术后患者卧床不起，无法进食，每天只能静脉滴注生理盐水和葡萄糖，半个月后去世。

单从这个患者的病案来说，患者即使不吃中药，如果没做手术的话，可能也不至于半个月就过世。所以，做手术一定要全面考虑患者的身体承受力，否则，本来想延寿结果成了早亡。

医案 7：恶性脑肿瘤的治疗

患者，女，60 多岁。很胖，确诊为恶性脑肿瘤晚期。恶心不想吃饭，头痛剧烈，双腿无力，腿无法抬起来。患者之前在医院接受系统治疗，不但无效，原本双腿是能抬起来的，只几天的时间，反而发展到双腿无法抬起，膝盖无法弯曲的地步。

于是患者和家属找到我医治，我见患者年高、体形虚胖，便先开3剂补阳还五汤，培补元气，然后计划再转"活血化瘀，引血下行"的方子。没想到患者吃了3剂补阳还五汤后，头部疼痛大大缓解，双腿能够抬腿伸屈。我接着按最初的方案以"活血化瘀，引血下行"法，将张锡纯的镇肝熄风汤，加大怀牛膝的用量，患者服用了3剂后，病症同样继续减轻。

用方感悟：为何两个方子，一个"大补元气，兼以化瘀"可以见效，一个"活血化瘀，引血下行，兼以镇肝潜阳"同样见效呢？原来同一个病症，是可以有不同治则治疗的，甚至相反的治则也可以应用。这也是为何历代医家各有不同学术观点，甚至有冲突，但同样能够愈病的根本原因。如张从正祛邪为主的"汗吐下"，李东恒扶正的"补脾胃"论，二者是不冲突的，而且治疗方法是可以互换的。

从此医案以后我再看医案时，既要明白原医案作者的思路，同时又要考虑，从相反的思路治疗效果会如何？于是思路大开，不再局限于原书原话，验之临床，果然同样有效。此时我才明白"同一个病症，可以用不同方剂，但治则一定相同"的治法也是有局限性的。

注：同一个病症，虽然可以方剂不同，甚至治则也可以不同的，但医生一定能够把握住"扶正不助邪，祛邪不伤正"的原则，才可以达到治愈患者的目的。否则，无论扶正还是祛邪，皆是错误的。这就是"错不在法，而在于用法的人"。

医案篇

验 方 篇

 临床常用十三方

◆ 第一方　元阳升降汤

元阳升降汤分"活用法"和"模板方"。元阳升降汤"活用法"适合有中医基础者，能够灵活加减者使用。元阳升降汤"模板方"使用者即使没有中医基础，只要抓住患者"舌不红，苔不黄，体形体力偏弱，过了四五十岁之人"，皆可以使用。如果担心量大，先从小量开始服用，感觉良好，就可以逐步加大药量，放心服用。

一、元阳升降汤"模板方"

生黄芪 180 克，桂枝 50 克，炒白芍 50 克，制附子（有毒，需要先煮 1.5 小时）40 克，生龙骨 50 克，生牡蛎 50 克，干姜 20 克，炙甘草 30 克，生地黄 30 克，川芎 15 克，黄芩 15 克，柴胡 30 克，姜半夏 25 克，党参 30 克，炒白术 30 克，茯苓 30 克，泽泻 36 克，栀子 15 克，淡豆豉 30 克，怀牛膝 30 克，葛根 60 克，麻黄 15 克，细辛 15 克，白芷 15 克，生姜丝 50～100 克，大枣（去核）12 枚，赤小豆 100 克，核桃仁 100 克。1 天 1 剂，连服 3 剂。

制法：①附子用冷水浸泡 45 分钟，猛火煮开，改成小火，再煮1.5 小时。②生姜丝和大枣，用 1～2 升冷水浸泡 45 分钟。③上药除附子外猛火煮开，然后把煮过的附子一起倒入并再次煮开，再改成小火再煮 40 分钟，倒出药汁。④再加开水 1 ～ 1.5 升，猛火煮开，改成小火再煮 30 分钟，倒出药汁。⑤将两次的药汁合并，放到火上浓缩成500 毫升。

服法：①汤药最好是早上空腹和晚上临睡觉前各喝一次，效果最好。②因为药量大，喝第一顿汤药时，可以先少喝，身体适应后再逐步加量。③采取重剂分服法：将煮好的药汁平均分成 5 ～ 10 份，第一次先服用其中的 1 份，身体能够适应，没有不适，第二次服用就可以加大药量。喝药后，大便稀，次数不超过 3 次，全身没有出现无力加重的情况为正常现象，不用害怕。汤药可以一天之内喝完，若有不适，就可以减量或 2 ～ 3 天之内喝完。

功效：大补元气，温补元阳，升清降浊，活血化痰。

主治：脑供血不足，脑缺血，老年痴呆、脑梗死，心律失常、心肌梗死、动脉硬化、冠心病、心绞痛、先天性心脏病中风之气虚血瘀证。头晕目眩，恶心，心慌气短，浑身无力，半身不遂，口眼㖞斜，语言謇涩，口角流涎，小便频数或遗尿失禁，舌暗淡，苔白，脉缓无力。临床常用于治疗脑血管意外后遗症或脑外伤引起的偏瘫、截瘫、或单侧上肢、或下肢痿软等属元气亏虚，元阳不旺，血瘀痰盛者。神衰欲寐，面色苍白，腹痛下利，呕吐不渴，舌苔白滑，脉微细。

辨证要点：只要患者舌不红，苔不黄，体形体力偏弱，过了四五十岁之人，皆可以使用，如果担心量大，先从小量开始服用，感觉良好，就可以逐步加大药量，放心服用。

前述医案中也有使用"元阳升降汤"的"模板方"，可供参考。

正是：

元阳升降，模板照搬，

一药不增，一药不减，

一克不多，一克不少。

二、元阳升降汤"活用法"

◎ 元阳升降论

万物始于阳，终于阴，人活则体温，人死则身凉！

故中医治疗疾病，先要"元气不虚，少阴阳旺"为基，而后"阳主阴从"，阴阳相济，互升互长，阴阳和合，寒温不偏，气机调达，血脉和畅，而五脏自安，六腑自通，体自安泰。清阳上升，浊阴下降，升降不乱，头无昏晕，脚不失衡，升清降浊，此为安脑之法。体内气机，升降有序，五脏六腑功能，方不失常；元阳充沛，是一身之动力。

人体之外，有四气六淫而伤之；人体之中，有七情六欲以乱之。故人体之元阳，一到中晚年，元阳只能一天天减损，断无增加之理，即使偶有一时之热症，但人体之元阳比之自己青壮年时，只能是减损。这是人体生理的普遍规律，也是不可违反的人体自然规律。临床时需要观察每个患者的元阳，盛衰程度是有个体差异区别的，有青壮年，亏损如中老年者，也有中老年，尚强过青壮年者。为医者，需知常，也需知异。知常达变，方可，辨证观病，视人察体而不失亦！

西医的心脑疾病，在中医来说，不外乎"元气虚，少阴衰，升降反"，遣药不外乎"补之温之升之降之兼以清之"，心脑之治，仅此而已。生老病死，自然之律，心脑疾病，大势所趋，虽难逆转，补气温阳，升降不失，不能永生，却可延年！余持"补元温阳，升降复常，偶或清热"之理法而立方，方名为"元阳升降汤"。用"元阳升降汤"，而心脑之诸症复归调顺，此即"执简驭繁""寻病溯源"之道。

元气不虚，少阴阳旺，升降不失，心脑诸病潜消。是西医心脑血管之大法也。所以元阳升降汤就是西医心脑血管病的仙汤，所以又名心脑乾坤汤。正气内存，邪不可干，心脑诸虚，宜元阳升降汤，温和气血，安调五内，恢复正常体质。心脑诸疾，一方调治，这就是捷径疗法。以至简之法，用至廉之药，医至多之病，用这么一个方，就是元阳升降汤。

今之心脑诸疾，古之医方有：四逆汤，桂枝甘草汤，补阳还五汤，镇肝熄风汤，地黄饮子，大小续命汤，虽各有所长，亦各有所偏，当代俊杰，山西高允旺，李可之医案，各有精华而可取，今作者集二十多年临床经验，融汇古今心脑之精粹，而成元阳升降汤，供有缘有心者的同行借鉴。

心脑血管病的患者为什么普遍是中老年患者？说到实质，此病在中医属于本虚，即"元气大亏，少阴阳虚"，同时往往兼有"气滞血瘀痰涌，清不升，浊不降"，也有少数患者夹有热郁肠阻的病证。由此作者研创出："大补阳气，兼以活血化痰为辅，升清降浊为枢，极少数者或兼以清热通便为助"的元阳升降汤。

作者将历代治疗血管疾病的方剂：补阳还五汤、镇肝熄风汤、大小续命汤、血府逐瘀汤、地黄饮子、太阳病和少阴病的方剂，在临床中进行了融会贯通，提炼，开创出"补气温阳为主，活血化痰为辅，升清降浊为枢，滋阴清热通便为助"的元阳升降汤。这样除了大量的急性脑出血和急性心脏猝死，元阳升降汤，在对心脑血管的预防，治疗及后遗症恢复方面，大大提高了疗效。

功效：大补元气，温补元阳，升清降浊，活血化痰。

主治：脑供血不足、脑缺血、老年痴呆、脑梗死、心律失常、心肌梗死、动脉硬化、冠心病、心绞痛、先天性心脏病中风之气虚血瘀证。头晕目眩，恶心，心慌气短，浑身无力，半身不遂，口眼㖞斜，语言謇涩，口角流涎，小便频数或遗尿失禁，舌暗淡，苔白，脉缓无力。临床常用于治疗脑血管意外后遗症或脑外伤引起的偏瘫、截瘫、或单侧上肢、或下肢痿软等属元气亏虚，元阳不旺，血瘀痰盛者。神衰欲寐，面色苍白，腹痛下利，呕吐不渴，舌苔白滑，脉微细。

辨证要点： 只要患者舌不红，苔不黄，体形、体力偏弱，过了四五十岁之人，皆可以使用。如果担心量大，先从小量开始服用，感觉良好，就可以逐步加大药量，放心服用。

配方思路：

补气温阳药：生黄芪 80 ～ 240 克，蒸附子 30 ～ 80 克，干姜 30 ～ 60 克，炙甘草 30 ～ 60 克，桂枝 30 克，炒白术 30 克，茯苓 30 克。

活血化痰药：莪术 75 ～ 120 克，姜半夏 20 ～ 30 克，丹参 20 ～ 30 克，桃仁、红花、柴胡、当归、川芎、桔梗各 10 ～ 15 克。

升清药：麻黄、细辛各 10 ～ 20 克，葛根 30 ～ 80 克。

降浊药：怀牛膝（镇肝阳引血下行）30 ～ 80 克，生龙骨、生牡蛎、枳实各 30 ～ 60 克，厚朴 10 ～ 30 克。

滋阴清热通便药：炒白芍 30 克，生地黄、巴戟天、山茱萸、肉苁蓉、石斛、五味子、肉桂、麦冬、石菖蒲、远志各 10 ～ 30 克，生石膏 20 ～ 120 克，栀子、芒硝各 10 ～ 15 克，生大黄 10 ～ 30 克。

纠偏药：辛热药防止过燥，配以生石膏 30 ～ 80 克；麻黄提气防小便少，济以赤小豆 50 ～ 100 克，和胃配以淡豆豉 20 ～ 30 克。

药引（温胃化饮补脾益血）：生姜丝 50 ～ 150 克，大枣（掰开）12 枚。

配方要点把握： 如何补元气？非生黄芪莫属。如何温少阴？舍制附子难当。舍此二物，元阳难复！

配方组药原则： 寒体进热药要有度，莫生燥；热体进凉药不可过，防伤阳；虚体进补药需能化，戒成壅；实体进伐药要知止，忌伤正，否则，皆失"中和"之道。中和中和"非仅仅指用药平和为中和，更是指用药之偏，恰能纠正病与体之偏，此乃中和之真义亦！

注意事项： ①如果有心慌、心律不齐者，蒸附子只用到 30 克，不宜再加量；如果没有心慌，心律不齐者治疗脑血管疾病，蒸附子还可以逐步加量到80克。②采取重剂分服法，逐步加量法。③出现大便稀，排泄多为正常。原因一是喝的药液总要排出，二是推陈出新、排瘀滞的好现象。对治方法可顺其自然，临床观察有的会自然停止；减少药量；或加炒车前子，怀山药。④患者急性脑出血达后面的危险指数时，或急性脑出血还在持续恶化，必须配合西医的急救，这既是对患者的负责，也是对自己的负责，切莫逞强，于患于己，皆是有害无利的。切记！只要患者度过危险期，无论发病前后，皆可放心大胆使用"元阳升降汤"。（备注：脑出血的危险指数大脑半球的出血大于30毫升，小脑的大于20毫升，丘脑的10毫升，脑干的5毫升。颞叶的脑内血肿因可能对侧裂静脉造成压迫引起严重脑水肿，颞叶的脑内血肿20毫升就算危险。）

心脑血管疾病的预防：心脑之诸疾，年高体衰，元阳渐熄，急时非大剂周全之方难以取效，平时需常服久服，提前预防和巩固。善师者不让后学，困于己言，善教者不让阅者，死于句下。故而元阳升降汤的加减实际临床应用，大家可以参悟前篇中的心脑血管系统疾病医案，从而更好地融会贯通和灵活发挥，防止局限。

三、元阳升降汤临床应用

医案1：一方救两命　元阳升降汤（张凯医案）

我岳父今年72岁，糖尿病15年。2017年8月份开始，心脏不舒服，身上没有力气。身高超过1.8米，常突然摔倒，一年内摔倒过好几次。摔倒的时候头脑没有意识，来得非常迅速。结代脉，中间有停顿，不用说心脏有问题，大脑肯定堵塞。

我抱着试试看看的态度，把元阳升降汤打印出来，仔细阅读了好几遍。当时岳父的舌苔白厚腻，就加了50克生南星与50克生半夏，化痰祛湿。当我去熬药时，岳父岳母看到药量很是惊讶，很担心药量过大把身体吃坏。第一次熬了6个多小时，因为当时我用的是生附子。等熬完药之后，我先尝了多半碗，之后看着岳父把一大碗药喝了，在

验方篇

岳父吃药一个多小时之后我才走，没有发现问题。之后的几次药逐渐增加了药量。我也是担心，每天都打几通电话，询问服药后有什么不舒服，每次问都没有不好的反应。第一次喝药喝了5天，后来平均3～4天就喝完了。

在喝第4剂药的期间，就没有结代脉了，脉象有力也没有中间停顿了。最重要的是，服药期间从早上5点多一直干活到晚上8点多，也不会很累，觉得身上有力气。我岳父总共喝了7剂药，每次都是加生附子，到最后附子的用量是100克。

再后来我用同样的办法，调理我岳母的心脏问题。岳母风湿30多年，风湿性心脏病十余年，手指都变形了，冬天就是她最害怕的季节。11月份因为着凉惊风，突然觉得前胸及心脏堵得慌，呼吸有困难。我就把元阳升降汤合上治胸痹的枳实薤白桂枝汤，加50克生南星与50克生半夏，都是用的生附子。

2剂药后症状大大缓解，5剂药后心脏舒服多了。岳母安全度过了冬天。

医案2：呃气顽疾医案（庞爱国医案）

2017年5月13日，一女来诊，52岁，瘦小显老。30年前因家事纷争怄气伤中，从此呃气频频，至今不愈。近20年来头胀头晕，手心烫，下肢无力、酸痛，时而小腿抽筋，精神欠佳，食纳可，小便黄，大便正常。以上诸症，入夏甚，立秋后缓解，但却不耐寒，夏季遇寒尤甚。舌瘦小，齿印，脉弦，右寸虚，双尺脉滞涩。

综合病情考之，此系元阳虚损、气郁中焦、气机升降失常之象，拟用元阳升降汤加减，处方如下。

处 方

党参25克，栀子15克，淡豆豉30克，煅龙牡（先煎）

临证传奇·肆
中医求实

各30克，黑顺片（先煎）30克，柴胡15克，姜半夏30克，炒黄芩15克，炒白芍50克，桂枝50克，干姜30克，炙甘草20克，生黄芪120克，焦白术20克，川芎15克，茯苓20克，莪术20克，枳壳12克，川牛膝、怀牛膝各20克，生地黄、熟地黄各20克，桔梗10克，生姜100克，红枣12枚。5剂，水煎服，每日1剂。

患者暂住无锡，过几日回到自己老家后开始服药，服后第一变化是屁特别多，排气后自觉舒畅；之后，大便多，排出黑色油状臭便许多，腹胀、呃气即开始好转；再之后，大便正常、矢气仍很多，但诸症皆有改善，下肢无力、酸痛感也明显减轻，头昏头胀显著改善。五剂服完，由其女儿代为复诊开方。效不更方，原方稍作调整，续服。

处 方

党参30克，栀子15克，淡豆豉20克，生龙牡（先煎）各25克，黑顺片（先煎）25克，柴胡15克，姜半夏25克，炒黄芩15克，炒白芍50克，桂枝50克，干姜30克，炙甘草30克，生黄芪180克，焦白术20克，川芎15克，茯苓20克，莪术30克，枳壳15克，川牛膝、怀牛膝各20克，生地黄、熟地黄各15克，桔梗10克，泽泻15克，白芷10克，黄柏10克。3剂，水煎服，2日1剂。后期建议继续元阳升降膏内服，巩固疗效。

医案3：天旋地转的头昏与"元阳升降汤"（邱意文）

朱某，女，62岁。由家人搀扶来就诊，主诉头昏、天旋地转的感觉，呕吐清水，家人连给2次多潘立酮才服下，耳内有很大的骚动声，听力不好。患者面色苍白，眼睑、嘴唇、指甲均苍白，血压145/85mmHg，心率每分钟80次，舌苔白腻，有齿痕，舌下有瘀紫点，心肺听诊正常，大小便正常。早在2个月前，也因头晕、呕吐、耳鸣去大医院检查。无颈椎病及脑血管病变，用药不详。回来后经输液、口服中药医好，但留下耳鸣。

予以输液血塞通与天麻素、维生素 B$_6$，3天，并自仿"元阳升降汤"处方3剂，让其服完药再来复诊。

处 方

柴胡20克，生甘草15克，黄芪50克，姜半夏15克，桂枝10克，炙甘草20克，生姜50克，陈皮20克，炒白术15克，泽泻10克，炒白芍20克，大枣（去核）10枚，黄芩20克，熟地黄20克，茯苓20克，党参30克，细辛8克

复诊患者精神稍好，但口淡无味，舌苔白厚腻，舌胖，舌下有瘀点，血压138/72mmHg，饮食、睡眠尚好，但还有点耳鸣，在起床时和睡觉前头晕，无呕吐。方子稍作变动，3剂，嘱其服后再来复诊。

处 方

黄芪60克，柴胡15克，炙甘草15克，半夏12克，干姜10克，炒白芍12克，栀子12克，川芎10克，细辛8克，

生姜 30 克，炒枳实 12 克，龙骨 30 克，厚朴 12 克，大枣（去核）12 枚，桂枝 10 克，牡蛎 30 克，白芷 15 克，杏仁 12 克，附子（先煎）10 克

三诊患者面色红润，眼睑、指甲、嘴唇有淡红色，食淡无味症状消失了。耳鸣症状减轻，头不晕，精神、神气均可。患者及其女儿甚是高兴。我按原方稍做变动，给予 4 剂，让其复诊。

～ 处 方 ～

黄芪 80 克，川芎 10 克，细辛 6 克，炒白芍 12 克，制附子（先煎）10 克，栀子 12 克，桂枝 10 克，生姜 50 克，炒枳实 12 克，半夏 12 克，杏仁 12 克，龙骨 30 克，白芷 12 克，牡蛎 30 克，炙甘草 20 克，干姜 10 克，柴胡 20 克，厚朴 15 克，泽泻 12 克，大枣（去核）12 枚

医案 4："元阳升降汤"治疗全身顽固性牛皮癣

北京的徐领中医师将"元阳升降汤"结合针灸，用来治疗全身顽固的牛皮癣患者，没想到竟然取得了惊人的效果。徐领中医师的应用扩展，真是大大出乎我的意料，并超出了我当初制定此方的范围，故而说出此事，以供大家打开配方思路时借鉴。

◆ 第二方　咳喘的速效方——青龙虎啸汤

青龙虎啸汤是作者的临床验方，验方基础来自于《伤寒论》中的小青龙汤。

小青龙汤是《伤寒论》中的名方，因为方中之药，多是辛升耗散

之品，故气虚阳亏者，严禁服用，防止耗气拔少阴之本。又因为小青龙汤多温燥之品，过量或长期服用本方，容易损伤人体阴液，因此，阴虚干咳无痰或实热证者，也不宜服用小青龙汤。小青龙汤一般应用在风寒引起的咳嗽哮喘急性发作时，待症状缓解之后，即改用其他药性平和的方剂而善后。比如用桂枝加厚朴杏子汤或苓桂术甘汤等。

作者经过 20 多年的临床经验将小青龙汤进行了优化，增加了大补元阳的芪附，补脾温胃燥湿的参术苓姜枣，化饮利水的葶泽，止咳理气的杏朴，镇逆防止耗散的龙牡，清热防燥的生石膏，由此形成了攻补兼施，应用广泛的新验方。无论感冒的新咳，还是虚证的久喘，诸如气虚、阳虚、痰饮、寒咳、冷喘、秋燥、郁火，甚至阴虚证只要没有达到"燥热"的程度，皆可以放心服用，不但迅速达到止咳平喘的效果，而且还有补阳益气扶正的功用。作者在临床中广泛应用，体弱气虚，老人，小孩，皆可以迅速达到"补阳益气，止咳平喘"的作用。由此突破了原方小青龙汤的禁忌证，大大地扩展了小青龙汤的治疗范围。为了避免与小青龙汤混淆，特立一新名为"青龙虎啸汤"。

青龙虎啸汤是临床验方，为扶正止咳剂，具有大补元气，温阳化饮，升清提气，降浊化痰之功效。青龙虎啸汤主治气虚阳亏，外感风寒，寒饮喘咳的常用方。临床应用以体弱气短，遇冷喘咳，手足冰冷。痰多而稀，舌苔白滑，脉或沉或浮而无力为辨证要点。

功效：大补元气，温阳化饮，升清提气，降逆化痰。

主治：气虚阳弱，外寒里饮证。体弱气虚，阳亏畏冷，痰饮喘咳，痰涎清稀而量多，胸痞，不得平卧，头身疼痛，无汗，或身体痛重，头面四肢浮肿，肺癌中晚期出现咳喘胸闷，心慌者，只要舌苔白滑，舌体淡湿润者，脉或沉或浮而无力，放心使用，皆可以速效，但是肺癌治愈仅靠此方那也是不现实的。西医的慢性阻塞性肺气肿、支气管哮喘、过敏性哮喘，急性支气管炎、肺炎、百日咳、过敏性鼻炎、肺癌中晚期等属于气虚阳弱，外寒里饮者的咳喘胸闷心慌。

歌诀：

青龙升清虎降逆，黄芪扶气附温阳。

麻桂芍干辛乌草，半杏龙牡枳厚葶。

术苓泽泻膏姜枣，扶正祛邪两不误。

模板方用药参考剂量：

生黄芪100克，蒸附子30克，麻黄20克，桂枝20克，炒白芍20克，干姜20克，细辛20克，炒乌梅20克，炙甘草20克，姜半夏20克，杏仁20克，葶苈子（布包）15克，生石膏80克，泽泻36克，枳实15克，炒白术20克，茯苓20克，生龙骨30克，生牡蛎30克，厚朴10克，生姜丝60克，大枣（掰开）12枚。1天1剂，连服3剂，1天分2～3次服用，发作时可以加服1～2次。

应用加减： 如果有小便不通畅者可以加赤小豆50～100克。小孩用1/4～1/2的量，扶正祛邪的药量对比，如果有中医基础者，可以随证观体而加减，没有中医基础者照着"模板方"服用即可以。孕妇一般情况下禁服，特殊情况需由临床经验丰富的中医师灵活应用。

病症解析： 本方主治元阳大亏，元气不足，外感风寒，寒饮内停之证。证见畏寒怕冷，四肢不温，精神不振，心悸，气短（活动时加剧），自汗，胸闷不舒或痛，面色苍白，体倦乏力，舌质淡，舌淡而胖嫩，或有齿痕，苔白，脉象沉细，脉虚等。同时又有风寒束表，皮毛闭塞，卫阳被遏，营阴郁滞，故见恶寒发热、无汗、身体疼痛。素有水饮之人，一旦感受外邪，每致表寒引动内饮，肺失宣降，故咳喘痰多而稀；水停心下，阻滞气机，故胸痞；饮动则胃气上逆，故干呕；水饮溢于肌肤，故浮肿身重；舌苔白滑，脉浮为外寒里饮之佐证。对这类内有阳气不足，外有表寒伏饮之证，若不大补阳气，而单解表化饮，则阳气更虚，若仅补阳气而不解表化饮，则寒邪水饮不除。故治法宜内补阳益气，外解表化饮配合，一举而表里双解。

方义解析： 方中生黄芪大补元气而运化水饮，附子峻扶元阳而蒸煦阴邪，二者一扶阳，一补气，既可以补阳虚气弱之体，又为配伍攻伐辛散苦降之药做好了扶正固本的基础。麻黄辛温宣散化水饮，止咳平喘，如青龙腾空之升发；生石膏质重寒凉清郁热，护阴防燥，如白虎下山之沉降。二药相伍相牵，宣中有降，沉中有升，肺气的宣发肃降功能自然恢复。同时生石膏能使麻黄辛温而不燥阴，麻黄能让石膏清热而不冰凝，实乃绝佳配伍。故而本方以麻黄，生石膏命名为"青龙白虎汤"，因其止咳平喘之功，如虎啸山林，威力无比，又名"青龙虎啸汤"。桂枝温阳驱风，化水利饮，炒白芍敛阴止汗，柔肝止痛，二者相配，一阴一阳，一寒一热，一散一敛，一气一血，合而为一，则温阳而不燥，利水而不伤阴，实为药中之伉俪，内伤外感皆用之药。干姜、细辛相伍，温肺化饮，兼助麻、桂解表祛邪。然而素有痰饮，脾肺本虚，若纯用辛温发散，恐耗伤肺气，故佐以炒乌梅敛肺止咳、炒白术健脾益气，二药与辛散之干姜、细辛相配，既可增强止咳平喘之功，又可制约诸药辛散温燥太过之弊。半夏燥湿化痰，和胃降逆，为化痰散结之主药；炙甘草兼为佐使之药，既可益气和中，又能调和辛散酸收之品，杏仁止咳平喘，化痰降逆，生龙骨助肾纳气，收敛固涩兼有流通性，生牡蛎潜阳补阴，软坚散结而助降体内之逆气，枳实化积导滞，消痞除胀；厚朴行气化湿、温中止痛、降逆平喘；葶苈子泻肺降气，祛痰平喘，利水消肿。茯苓药性平和，渗湿利水，健脾和胃利湿而不伤正气。泽泻利水渗湿，治水肿胀满。生姜发汗解表，温中止呕，温肺止咳，大枣补中益气，养血安神。诸药配伍严谨，方性温热，甘辛温苦淡俱全，却主次分明，散中有收，开中有合，升中有降，温而不燥。

"青龙虎啸汤"补阳益气，宣发肃降，止咳平喘，化痰逐饮，一方具备，阳气亏虚者在所不忌。"青龙虎啸汤"是三焦水饮的通用方，上可温肺宣饮止咳，中可温胃化痰散结，下可利水消肿通尿。本方来自于作者的临床实践，是先有的病例而后提炼成的方剂，再进行众多的临床病例，反复验证，逐步完善而来的"实践方"，决非"坐以论道"的"理论方"可比。

排查要点：青龙虎啸汤只要排查了"燥热"的高热，即使阴虚证也可以服用。"燥热"的高热，舌多为深红或绛紫或酱紫色黑紫，而且舌体又干又燥，舌苔整体为黄苔甚至无苔，整个口腔很少有水湿气是又干又燥。肺结核需增加滋阴清热之药，方可应用。其余如舌虽为鲜红或紫红，只要舌体不干燥，舌苔只要是白苔或厚白苔，即使是有黄苔，黄苔的底苔只要是白色的，整个口腔只要是湿润的，皆可以放心服用。

如果读者想更好地理解青龙虎啸汤在临床中的实际应用，请阅读第一篇呼吸系统相关的医案，自然会领悟和融会贯通，从而打破"青龙虎啸汤"的方型，学会灵活的加减变化，甚至悟出超越我的组方思路，组成新方。

❷ 相关疑问解答

问：为何方中要用赤小豆？

答：一是利水饮。二是防止整个方剂太过于升发。

问：为何去掉五味子而用炒乌梅？

答：五味子，特别是辽五味，相对来说价格比较贵，我从临床中发现在"青龙虎啸汤"中用炒乌梅，效果也不会减少太多。当然如果用五味子，效果应该会更好点。

◆ 第三方　肠胃病的特效方——扶中温清汤

我在临床治疗中，发现"扶中温清汤"对各种肠胃病有很好治疗的作用。

方剂特点：①组方安全：除了孕妇，任何人服用后，即使不对证，对人体也没有危害。②见效快：快则一二剂，迟则不出 3 剂，病症皆可以减轻。③适应病症广泛：无论西医的何种病因，急慢性肠炎，还是肠胃性感冒，无论中医的"虚，寒，热，瘀"皆可以见效，只要消化系统出现"恶心呕吐，胃怕吃冷或胃热胃灼热，口苦，胃胀胃痛，便秘或腹泻"皆可以服用。④养治结合：平时做成药丸或小煮剂对各种胃病，有很好的预防和治疗作用。⑤配方精妙：方中之药寒凉温热并用，升宣沉降合法，扶正祛邪共施，健脾温胃，化痰祛饮，清热不寒胃，祛邪不伤正的特点。

姜半夏 25 克，莪术 20 克，干姜 20 克，黄芩 15 克，黄连 10 克，党参 30 克，炙甘草 30 克，栀子 15 克，淡豆豉 25 克，柴胡 24 克，枳实 25 克，厚朴 10 克，桂枝 20 克，炒白芍 20 克，怀山药 30 克，生黄芪 80 克，炒白术 20 克，川芎 10 克，香附 12 克，生姜丝 50 克，大枣（去核）12 枚。水煮服用，1 天 1 剂，每天服用 2 ～ 3 次，严重时可以加服 1 ～ 3 次，连服 2 剂。

主治：寒热错杂之痞证，心下痞，但满而不痛，或呕吐，肠鸣下利，舌苔腻而微黄。本方常用于急慢性胃肠炎、慢性结肠炎、慢性肝炎、早期肝硬化等属中气虚弱，寒热互结者。

注：若是服用 2 剂后丝毫不见效，就不要再服用了，可能病情或身体特殊，需另寻病因。

◆ 第四方　痔疮特效方——补气清热消肿汤

痔疮的病理机制，无论是内痔还是外痔，并不是单纯的"热盛血瘀"，而是"正虚邪盛"。正虚是"气不足，宣化无力"，导致邪盛"血瘀而热兼有痰饮夹杂"，这才是痔疮的全面病理机制。从而我拟出"补气清热消肿汤"，其疗效远远胜过一般单纯的"清热消肿"治疗方法。

方剂特点：①组方安全：除了孕妇，任何人服用后，即使不对证，对人体也没有危害。②见效快：往往 3 剂药，病症皆可以减轻。③适应病症广泛：无论内痔外痔，只要具备"热，肿，痛"皆可以服用，如急慢性阑尾炎，乳腺炎，宫颈炎，泌尿系感染，急性咽喉炎，扁桃体炎等。④内服外洗结合：药渣不需要倒掉，加上几两醋，可以采取先熏后洗再敷，既节省药源还可提升疗效。⑤配方精妙：方中之药"以大补元气的生黄芪扶正气，以麻桂芎芷宣发阳气化淤滞，配以补血活血清热泻火利水消肿之药"，实乃"大补助大攻"，故而清热泻火化饮有翻江倒海之势，利水消肿止痛有立竿见影之效。远非常规治疗痔疮之方药可比。

生黄芪 180 克，麻黄 20 克，桂枝 30 克，炒白芍 30 克，炙甘草 20 克，赤芍 30 克，栀子 15 克，生大黄 10 克，当归 15 克，淡豆豉 20 克，赤小豆 150 克，柴胡 20 克，川芎 6 克，白芷 5 克，生石膏 80 克，绿茶叶一小撮。水煮服用，1 天 1 剂，药渣可以再加水煮先熏后洗再敷。

医案 1：王某，男。长期饮酒，造成外痔。此次发作来找我吃中药，我开出"补气清热消肿汤"原方。患者服完 3 剂后，发微信告知：以前长痔疮都是输液、抹药膏，每年都有几次，外痔鼓在外边很大，走路都不敢走，10 天左右才好。这次开的 3 剂中药，喝了 1 剂，第 2 天就不痛了，就是腹泻 5～6 次，但身体没有不舒服。第 2 剂痔疮就开始发痒退肿了，腹泻 2 次。喝完 3 剂肿也消了，身体也轻轻松松的。

正是：

西医点滴需十天，中药三剂立肿消。

莫道中医治病慢，药在医用方在人。

医案 2：青岛某烧烤店的老板也同样有痔疮，某日发作，十分痛苦，正好遇见医案 1 中的患者，介绍其前来治疗，服药 6 剂，病症完全消失。

医案 3：亲友老公的朋友，患有痔疮，亲友替他向我寻求良方。我原方发给他们，6 剂药后，亲友反馈病愈。

注：应用本方如果 3 剂无效，恐非本方所适，宜另求病因。

◆ 第五方　培元提气止血汤

◎ 培元提气止血法

　　临床每见年青气虚体弱之体，中年老龄之身，多有月经过多之病甚至血崩之危症。此乃气虚证而非实热，而且气虚血崩的患病比例数量，远远超过实热证的血崩。

　　气虚为何血崩也？盖气虚体弱之体，中年老龄之身多是由元气虚损所致。人体以无形之元气为本，统摄有形之诸液为固，气为血帅，气为血主，元气旺盛，则气统摄血液有权，则血不妄自离经而下脱成血崩。人临死时，有大小便失禁先脱出者，皆是无形元气脱离，不固有形身体物质所致，气虚血崩，也是此理。

元气为人身之本，元气旺盛，封藏血液有司，则月事能按期而来，适度而止。若元气虚而不摄，少而不固，统而无力，必致冲脉滑脱，则血下如崩，或漏下难止。气血既虚，故见头晕肢冷、心悸气短、神疲乏力诸症，舌淡脉弱，诸多元气不足之象。而且血大下之后，血脱而气亦随之下脱，气虚导致血脱，血脱促进元气更加虚，进而互为因果，互相影响，走向恶性循环，重者性命堪忧。古书上血崩而亡者，时有见闻，今人有西医急救，虽少闻单因血崩而死者，但缠绵不愈，耗损身体，变成诸病，因此而伤身短寿者，不计其数。故血崩实乃危害女性身心健康之大病。

传统常用的治疗血崩的方剂多是收敛固涩，见血止血之药，未抓住元气亏虚之根本，配方不知有"培元提气止血"之一法。只是仅仅用单纯止血的治标方药，从而难以达到明显效果，更不要说改变元气亏虚的根本病因了。我从临床中总结出一首应用多人的验方，方义是大补元气，提气止血，佐以龙牡收敛固涩，其效如桴鼓。并配上医案，以便中医同行更好的理解和借鉴。

我在整理此方剂时忽然发现，此方竟然包含《伤寒论》中的"桂枝附子汤""桂枝龙骨牡蛎汤"和时方"玉屏风散"三方，这三方都能治疗气虚汗出之症。气虚汗脱和气虚血崩，这两者的病理不正相通吗！血乃汗源，止汗也可止血也。我当初临床时并没有想到这点，组方配伍只是想到"元气亏虚，提气止血"。故我心喜之悲之。喜的是我与经方时方的思路不谋而合，悲的是看似自己别出心裁的领悟，其实并没有超出传统之外。

所以我以新方新名立世，本属多此一举。奈何，与同行交流时和阅览现有文献，发现能会用又引起重视者，寥寥无几。况且，新方又增加了自己的临床经验"下血需提气"之麻黄，"补血止血"之熟地黄，温补中焦的姜枣，这样又非单纯将"桂枝附子汤，桂枝龙骨牡蛎汤"和时方的"玉屏风散"合并而成，不妨重新立一方名，只为引起有缘者重视，有心者领悟，同时方便记忆，此方就叫"培元提气止血汤"。

方剂特点：①组方安全：除了孕妇，一般人服用后，即使不对证，吃3剂，对人体也没有危害。②见效迅速：喝下去，3剂药以内就有马上"血止痛缓"的作用。③药味精纯：全方加上姜枣不过11味药，容易记忆。④复制性强：我在临床中经常不用考虑，只要抓住气虚血脱，效果经得起考验。

歌诀：

芪附培元麻防提，熟地补血止血佳。

桂枝白芍阴阳调，龙牡炒术姜枣草。

生黄芪180克，蒸附子30～60克，麻黄15克，熟地黄30～90克，桂枝50克，炒白芍50克，炙甘草30克，炒白术30克，防风15克，生龙骨50克，生牡蛎50克，生姜丝150克，大枣（去核）12枚。1天1剂，连服3剂。

功效：培元固本，提气止血。

主治：元气亏虚，冲脉不固之血崩证。表现为血崩或月经过多，月经色淡质稀，舌质淡，脉细弱或虚大，脉微欲绝者。只要抓住气虚不固，多汗，多尿，下血，便血，脱肛，皆可以应用。现代常加减用于治疗功能性子宫出血，产后出血过多，宫颈糜烂，胃下垂，子宫下垂，宫颈溃疡病出血等而见有上述证候者。

方义解析：方中生黄芪大培元气固血，治疗久疮不愈，慢性溃疡和糜烂，制附子温阳补虚摄血，麻黄提气导血上行，熟地补血止血，龙骨牡蛎收敛固涩止血，桂枝助阳帅血，白芍补血敛血，二者可以协调阴阳，和顺气血，防风理气提气止血下漏，炒白术补脾助统血，生姜温阳补脾胃，大枣补血养脾胃。

使用注意：①体壮气足，舌红苔黄的血热妄行之崩漏者忌用本方。②孕妇禁服，但如果血崩病情严重时，确实是元虚气弱者，方证相符时，也不妨考虑应用，因为"有故无殒亦无殒也"，否则大量失血，不但胎孕难保，而且孕妇性命也堪忧也！③如果吃了"培元提气止血汤"血止疼痛减轻，却常年反复发作，就需到医院详查，是不是有特殊病因。

医案 1：王某，宫颈与子宫交接处溃疡面 1.5cm×2cm，经期过长迁延日久，同房后大量出血，病史四五年以上，胯骨疼痛，喝了"培元提气止血汤"后，3 剂血止溃疡愈合。

桂枝 50 克，炒白芍 50 克，蒸附子 60 克，生黄芪 180 克，炙甘草 30 克，炒白术 30 克，防风 15 克，麻黄 15 克，生龙骨 50 克，生牡蛎 50 克，熟地黄 30 克，生姜丝 150 克，大枣（去核）12 枚。1 天 1 剂，连服 3 剂。

医案 2：医案 1 中的王某，有个朋友中度宫颈糜烂，经期过长迁延日久。王某略懂中药，将原方蒸附子减到 40 克，让朋友服用。5 剂药后，朋友月经就正常了，而且经期血色非常好，不像以前有黑色血块。该患者说女性 40 岁左右，类似病症特别多。宫颈糜烂、同房出血、经期周期较长者，皆可以推广使用。

拓展应用：培元固液，止汗止泻止尿，一切气虚不固引起的多汗，多尿，多泻，怕冷畏风，心悸气短，易出虚汗，脾胃肠寒怕吃冷物，遇冷则腹泻，小便清淡，尿频尿勤，小儿遇冷则尿床，气虚不固之爱流清稀口水，皆可以加减应用。

◆ 第六方　专治老年性便秘的验方——温通承气散

便秘是老年人常见病症，若单用苦寒药则伤脾败胃。于是我在临床中总结出一个集"润肠通便清郁热，温阳理气消瘀滞"的方子，应用于老人效果甚佳，而且不伤人体正气。

生白术 50 克，蒸附子 50 克，枳实 50 克，厚朴 50 克，生大黄 50 克，芒硝 50 克，莪术 50 克。打成粉，过筛，1 天 1～3 次，每次空腹用开水冲服 5～10 克。

医案 1： 患者，男，山西阳泉，老年人。长期性便秘，服用原方，效果甚佳。

医案 2： 王某，山西人。有心脑血管疾病同时伴有长期性便秘，以治疗脑血管的汤剂配以"温通承气散"，心脑血管与便秘皆得以改善。

◆ 第七方　泌尿系统结石和感染的速效方——三金莪豆排石汤

作者在临床中发现各种泌尿系统的积水、结石、炎症、感染，皆可以用"三金莪豆加味汤"治疗。基础方来源于赵新乡老师的"三金排石汤"。

方剂特点： ①组方安全：除了孕妇，任何人服用后，即使不对证，对人体也没有危害。②见效快：往往 3～7 剂药，病症皆可以减轻。③适应病症广泛：泌尿系统的结石，淋证，小便不利，水肿等，治尿路感染，尿路结石，肾炎水肿，小便短赤，皆可以服用。④配方精妙：方中之药"扶正助祛邪，祛邪不伤正"，化石散结有开山裂石之力，清热通淋有排山倒海之势。

歌诀：

> 三金莪豆柴苓茅，胶滑泽泻猪茯苓。
>
> 枳朴黄牛半车芪，姜丝半两防凉胃。

金钱草 100 克，鸡内金 30 克，海金沙（布包）30 克，莪术 70 克，赤小豆 150 克，柴胡 15 克，猪苓 15 克，茯苓 20 克，泽泻 15 克，滑石 15 克，白茅根 30 克，阿胶（烊化分次兑服）15 克，车前子（包煎）15 克，怀牛膝 20 克，厚朴 15 克，枳实 10 克，生大黄 10 克，黄芩 15 克，姜半夏 20 克，生黄芪 120 克，生姜丝 25 克。1 天 1 剂，一天分 2～3 次，空腹服用，连服 3～7 剂。

注： 本方对各种肝胆结石也有效，但没有泌尿系统结石见效迅速。

结石特别大的建议手术或激光粉碎，再服中药，中小型的结石可以直接服"三金加味汤"。

◆ 第八方　关节炎速效方——独活寄生芪附汤

作者在 20 多年的临床中总结出一个针对"手脚冰冷，阴天下雨关节疼痛"特效验方"独活寄生芪附汤"。无论西医是叫风湿性关节炎，类风湿关节炎，民间所谓的老寒腿，只要具备"手脚冰冷，阴天下雨关节疼痛"，皆可以使用"独活寄生芪附汤"取得速效。方剂基础源自于《备急千金要方》的独活寄生汤，作者结合临床经验而成。

方剂特点：①组方安全：除了孕妇，任何人服用后，即使不对证，对人体也没有危害。②见效快：一般 3 剂皆可以见效。③适应病症广泛：无论西医的何种病因，无论中医的"虚，寒，湿"，只要是"手脚冰冷，阴天下雨关节疼痛"，皆可以服用。

歌诀：

> 独活寄生芪附汤，秦艽防风辛川芎。
> 归芍熟地加肉桂，党参杜肿怀牛膝。
> 茯苓甘草姜枣加，辛温防燥佐石膏。
> 风寒湿痹此方宜，前列腺炎遇冷效。

功效：培元气，温元阳，祛风湿，止痹痛，益肝肾，补气血。

主治：元气不足，元阳不旺，痹证日久，肝肾两虚，气血不足证。腰膝疼痛，肢节屈伸不利，或麻木不仁，畏寒喜温，心悸气短，舌淡苔白，脉细弱。现用于慢性关节炎，坐骨神经痛，强直性脊柱炎和前列腺炎等属肝肾不足，气血两亏者。使用要点就是遇冷病情加重者。

生黄芪 180 克，独活 20 克，桑寄生 20 克，杜仲 20 克，牛膝 20 克，细辛 20 克，秦艽 20 克，茯苓 20 克，肉桂 20 克，防风 20 克，川芎 20 克，党参 30 克，甘草 20 克，当归 20 克，炒白芍 20 克，生地黄 20 克，生姜丝 50 克，大枣（去核）12 枚。1 天 1 剂，将以上药用冷水浸泡 50 分钟，猛火煮开改成小火，再煮 40 分钟即可过滤服用，药渣可以加上开水再煮一遍。

注：喝完药后，盖上被子，身上出微汗，效果更佳，但不可以出大汗，否则，需减被。

加减法则：①如果疼痛严重，可以加麻黄 20 ～ 30 克，制附子 10 ～ 30 克有毒，需先煮 1.5 小时或者高压锅蒸过。②气虚之人，生黄芪可以多加到 180 ～ 240 克。③此方可以先从小量开始服用，身体没有不适，可以逐步加大药量，以见效为度。④此药方也可以泡制药酒。⑤此药方的药渣也可以加白酒和陈醋各一两外洗和外敷。⑥此药方在临床中发现如果前列腺炎属于遇冷加重者，宫寒痛经，甚至胃寒胃痛，竟然也有效，实乃古今未有之发现。

◆ 第九方　小腿抽筋的精简速效方——芍药甘草汤

我在临床中碰到过几例中老年人的小腿抽筋的患者，经常让患者用《伤寒论》中的炒白芍 30 ～ 60 克，炙甘草 15 ～ 30 克，药虽两味，效果却很惊人，往往一两次即可见效。

主治：全身无论哪里，只要是神经、肌肉痉挛的疼痛皆有效。如胃神经痉挛疼痛，女性的小腹痉挛痛经，妇科宫颈炎疼痛，面部神经痉挛疼痛，带状疱疹的神经疼痛，腓肠肌痉挛、肋间神经痛、胃痉挛、胃痛、腹痛、坐骨神经痛、妇科炎性腹痛、痛经，以及十二指肠溃疡、萎缩性胃炎、胃肠神经官能症、急性乳腺炎。药虽两味，适应之广，实属难得。

制法：此方使用时白芍最好炒制，否则胃虚寒者，容易吐酸水，如果胃虚寒严重者，尚需加生姜丝 30 ～ 50 克。

服法：急性乳腺炎，局部发热时，白芍同甘草可以用生的水煮内服，并可以将此药粉碎局部外敷，效果更快。（注：赤芍的效果对急性乳腺炎的消肿退热效果会更好，作者曾用过一例患者几天即愈。）

方剂特点：①炒白芍甘草汤药性平和，副作用基本上没有，甚至孕妇服用也可以。②此方粉碎可以外敷治扭伤。③芍药甘草汤加上桂枝生姜丝大枣麦芽糖，即是小建中汤，适用病症更广。

◆ 第十方　高血压的精简验方——周氏三味降压汤

内科慢性病的高血压，大多中晚年才出现，是因为高血压病大多数是元气虚，不能将全身精微上充于头，故而头晕，血压数值偏高只不过是全身的应激反应，数值为表象，元气亏虚才是根本。作者为此总结出一首专门针对气虚型的高血压临床验方，应用多人，效果突出。本方药味精简力专，主要有调整血压（也能升血压），补气虚，延缓衰老，调理和预防脑血管疾病等功能。

生黄芪 120 克，葛根 60 克，桂枝 30 克。水煎服，1 天 1 剂，分 3 次服用。

功效：大补元气，温阳升清，舒颈通项。

主治：高血压引起的头晕、头痛、颈项板紧、疲劳、注意力不集中、记忆力减退、肢体麻木、夜尿增多、心悸、胸闷、乏力等，以及劳累后血压持续升高、病症加重者。

注意：当血压突然升高到一定程度时甚至会出现剧烈头痛、呕吐、心悸、眩晕等症状，严重时会发生神志不清、抽搐，这就属于急进型高血压和高血压危重症，需急送医院，否则多会在短期内发生严重的心、脑、肾等器官的损害和病变，如中风、心梗、肾衰等。故而，高血压患者需长期服上方防止发作。

医案 1：某学校的退休教师，长年高血压，我将"周氏三味降压汤"发给他。吃了 2 剂，反馈效果很好。

医案 2：侄女发信息诉其母头晕，高压 180mmHg，低压 110mmHg。我让其用生黄芪 120 克，桂枝 30 克，葛根 60 克。水煮服用，1 天 1 剂，服 3 剂。3 剂药后，高压 124mmHg，低压 80mmHg，血压正常了。

◆ 第十一方　通鼻止涕汤和通鼻止涕散联合治疗鼻炎

一、通鼻止涕汤

方剂特点：通畅鼻窍制止涕液。汤者荡也，具有辛宣散寒，扫荡寒邪，快速见效的特点。

歌诀：

芪附葛麻桂芍草，细肉芎芷苍夷芩。

半陈茯泽薄炒术，姜枣为引水煮服。

生黄芪 180 克，制附子(有毒，须先煮 1.5 小时)50 克，葛根 60 克，麻黄 20 克，桂枝 50 克，炒白芍 50 克，炙甘草 20 克，细辛 20 克，肉桂 10 克，川芎 10 克，白芷 10 克，苍耳子 10 克，辛夷花 10 克，黄芩 20 克，姜半夏 20 克，陈皮 10 克，茯苓 20 克，泽泻 60 克，薄荷(后下)20 克，炒白术 30 克，生姜丝 100 克，大枣（去核）12 枚。水煮服用，1 天 1 剂，分 2～3 次服用，并盖被取微汗。鼻炎因为遇冷感冒发作时，可以连服"通鼻止涕汤" 3～7 剂，直到症状缓解再转服散剂。

主治：鼻痒、鼻塞、连续打喷嚏、大量流清水样鼻涕，以及鼻腔黏膜水肿引起鼻塞头痛头胀、智力昏蒙、身疲肢倦、常易外感。现代常用于遇冷加重的急性慢性鼻炎，过敏性鼻炎及引起的头痛，鼻黏膜肿胀。

辨证要点："遇冷严重，流清涕不愈，鼻塞头痛，舌淡苔白"为使用要点。

医嘱：喝完药后需盖被取微汗。如果患者害怕剂量大，可以第一顿先少喝，身体适应后，再加量服用。

二、通鼻止涕散

方剂特点：散者粗粉也，具有轻宣散寒，煮药方便，省时省事的特点。

歌诀：

芪附葛麻桂芍草，细肉芎芷苍夷芩。

半陈茯泽薄炒术，姜枣为引煮散送。

生黄芪 180 克，蒸附子 120 克，葛根 150 克，麻黄 120 克，桂枝 120 克，炒白芍 120 克，炙甘草 100 克，细辛 100 克，肉桂 100 克，川芎 100 克，白芷 100 克，苍耳子 60 克，辛夷花 80 克，黄芩 80 克，

姜半夏 100 克，陈皮 80 克，茯苓 100 克，泽泻 80 克，薄荷 100 克，炒白术 100 克。将上药打成粗粉，1 天 3 次，每次取一小勺（15～20 克），同生姜丝、大枣（去核）7 枚一起煮，水开后，再煮 15～18 分钟即可服用。

主治：见"通鼻止涕汤"。

辨证要点："遇冷严重，流清涕不愈，鼻塞头痛，舌淡苔白"为使用要点。

医嘱：鼻炎是一种慢性顽固疾病，中医说："同肺脾肾三脏和元气元阳虚损"有关，西医说："同全身免疫力低下"有关，所以，此病绝非几剂药，几天可以见效的。患者一定要每天坚持按时服药，切莫断断续续，曾经服用本方的四个患者，皆是吃完两料药，基本痊愈的，每料药服用一个月到一个半月。

◎ **鼻炎的症状与危害**

鼻炎主症是鼻腔产生过多黏液，流清涕、黏膜肿胀、分泌物呈黏液性，脓性多见于继发感染。鼻分泌物多时，常流向鼻咽部，引发鼻咽炎，鼻前庭炎。患者还常有嗅觉失灵，说话时多带有闭塞性鼻音。头痛为常见并发症状，类似神经痛，有时非常剧烈。患者有持续性严重鼻塞，常用口呼吸，可影响肺功能改变，口腔及咽部黏膜干燥，常伴有咽炎及喉炎，且易发下呼吸道感染或支气管肺炎。鼻炎的炎症向后可侵及咽鼓管，发生耳部症状。如蔓延到鼻泪管，可使其狭窄、阻塞。鼻分泌物较多者，易刺激鼻前庭皮肤，引起鼻前庭炎、皲裂、湿疹及毛囊炎等并发症。患者常无法持久集中注意力、记忆力减退、疲乏、头痛、失眠等神经衰弱的症状。对小儿患者的身体、智力发育影响严重，应及早治疗。

◎ **鼻炎的中医病因探讨**

鼻乃清窍，为肺之门户，遇冷严重，鼻塞头痛，流清涕不愈的鼻炎，诱因多是外受风寒，异气之邪侵袭而致。鼻炎若是长期不愈则其呼吸之畅通与肺气盈亏有关、其涕液之多寡与脾之化饮强弱有联、其遇冷加重与否又与肾之元阳的旺衰有关。何故也？肺主宣发，外合皮毛。若肺气不足，卫表不固，腠理疏松，则风寒之邪就容易乘虚而入。肺感、风，寒，湿邪，肺气失宣，则鼻窍不利，呼吸不畅。脾主运化水湿，如若脾气虚损时，则津液停滞，并可聚而生痰饮，上逆鼻窍而涕液增多。人体元阳，温煦全身，若元阳不足，则阳气布输鼻窍而不足，故鼻窍遇冷则加剧也。另外肺为"水之上源"，肺主宣发肃降和通调水道，元阳主蒸腾气化，阳足则水饮化气，阳虚则气凝而成水饮，肺气不足，肾阳不足皆可水饮不化，上逆鼻窍而涕液增多。故而，治疗鼻炎的法则是"补肺气助宣发，健脾胃化水饮，补元阳增蒸煦，兼以通鼻窍散郁热为辅"来配伍组方的。

  注：有的急性或过敏性鼻炎患者属于外感风热，或日久兼有气血郁滞，不是本节讨论范围。本节治疗的主要是"遇冷严重，鼻塞头痛，流清涕不愈"的鼻炎。

◎ 鼻炎保养

  1.鼻炎患者特别要注意保暖，改善工作和生活的居住环境条件，防止感冒，一次受冷感冒就会马上严重。还要多参加体育锻炼，提升全身免疫力。

  2.戒烟及避免吸二手烟，并尽量避免出入空气污浊的地方。

  3.忌食寒凉生冷等刺激性食物；食辣椒、饮酒、吃火锅等上火、辛辣食物。慎食鱼、虾、蟹类等海产食物；平时注意多吃补益肺气，健脾，温肾，增强体力的食物。

  4.宜多食富含维生素 A、维生素 B_2、维生素 C、维生素

E、烟酸的食物，多食新鲜蔬菜水果，又宜多食含铁食物。

5.矫正鼻腔畸形，避免长期用西药血管收缩剂滴鼻等，均为预防慢性鼻炎的重要措施。

◆ 第十二方　阳和芪附汤

本方为作者根据《外科全生集》的阳和汤和临床经验加味而成。

功效：大补气血，生肌长肉，温阳散寒，消肿通滞。

生黄芪 120 ～ 180 克，蒸附子 30 ～ 90 克，炒白术 30 ～ 50 克，鹿角胶（用煮好的药汁冲化）10 ～ 30 克，熟地黄 30 ～ 50 克，麻黄 5 ～ 15 克，白芥子（炒，研）5 ～ 15 克，肉桂 10 ～ 20 克，生甘草 15 ～ 30 克，炮姜炭 5 ～ 15 克。水煎服用，1 天 1 剂，分 2 ～ 3 次服用。

主治：特别适合西医的慢性炎症和寒性炎症如慢性骨髓炎、骨膜炎、慢性淋巴结炎、血栓闭塞性脉管炎、肌内深部脓肿等属阳气虚寒的患者。临床常用于治疗骨结核、慢性骨髓炎、骨膜炎、慢性淋巴结炎、无菌性肌肉深部脓肿、坐骨神经炎、血栓闭塞性脉管炎、痛经等证属阳虚寒凝者。

辨证要点：病史漫长，身体怕冷，气血不足，舌淡苔白，全身或局部不发热。

使用注意：实热证的炎症、疮疡阳证、阴虚有热及破溃日久者均忌用阳和汤。乳岩万不可用，阴虚有热及破溃日久者，不可沾唇；半阴半阳之证忌用。只适用于阴证，阳证忌用。

◆ 第十三方　速效退热方——柴胡桂枝白虎汤

作者在临床中经常碰到发热的患者，无论感冒，扁桃体发炎，还是肠胃性感冒，甚至是肝癌，胰腺癌，皆用《伤寒论》中的合方"柴胡桂枝加生石膏汤"来退热，往往一两剂即可见效！

方剂特点：①适用广泛：无论西医判断是何病，无论中医的外感和内伤，只要全身或者局部发热，皆有效。②见效迅速：往往一两剂即可见效。③安全：除了孕妇，即使不对症，小孩老人服用一两剂也不会有什么危害。④配方精妙：方中之药寒凉温热并用，升宣沉降合法，扶正祛邪共施，健脾温胃清胆疏肝，清热不寒胃，祛邪不伤正的特点。

柴胡 24 克，黄芩 15 克，姜半夏 25 克，桂枝 30 克，炒白芍 30 克，党参 30 克，生姜丝 50 克，炙甘草 15 克，生甘草 15 克，大枣（去核）12 枚，生石膏 80 克。水煮服用，1 天 1 剂，每天服用 2 ～ 3 次，发热时可以加服 1 ～ 3 次，连服 2 剂。

加减法则：①若是风寒感冒，全身怕冷无汗者，可以加麻黄 10 ～ 20 克。②若是平时气虚或体弱者，可加生黄芪 50 ～ 100 克。③若是平时手脚怕冷者，可加蒸附子 10 ～ 30 克，如果不蒸的有毒，就一定要先煮 1.5 小时。④若是服用 2 剂后，一点不见效，就不需要再服用了，可能病情或身体特殊，需深究病因。

儿科方剂

小儿初生之时，五脏六腑虽成虽全，但成而不旺，全而不壮，需赖先天元阴元阳之气生发、后天水谷精微之气充养，才能逐步生长发育，直至女子二七 14 岁，男子二八 16 岁左右，方能基本发育成熟。因此，在整个小儿时期，都是处于脏腑娇嫩，形气未充状态。病理上变化迅速，易虚易实，易寒易热，争取时间及时治疗是非常重要的。中药中的大辛、大热、大苦、大寒、腻滞的药物时，特别是有毒之药物以及有损伤之治法，一定要谨慎应用。

小儿的用剂量一般是小于成人的剂量。但在临床处方用量时，如果病情需要也不能简单地把成人的用量用于小儿，必须随年龄大小、个体差异、病情轻重等方面，采用合理的用量，中药小儿剂量应大则

大，应小则小。给小儿喂药，不能急于求成，尤其是对婴幼儿更要耐心，可以先喂几口药，吃少许甜食，慢慢再喂，每次喂药时间可控制在 5 ~ 10 分钟。对拒服的小儿，可固定头手，用小勺将药液送到舌根部，使之自然吞下，切勿捏鼻，以防呛入气管。汤药中可加适量调味品，如白糖、蜂蜜、冰糖、橘子汁等。如果脾虚的小儿，易大便稀薄，不能加蜂蜜，因为蜂蜜润肠滑便，可改用白糖或冰糖或红糖，加入后一定要再煮沸几分钟，以杀灭糖中的杂菌等。喂药时间应在两餐（或两次喂奶）之间，确保药物充分吸收和发挥作用。饭前服药容易刺激胃黏膜，饭后服药容易造成呕吐。药物的温度要适中，过热容易烫伤婴幼儿咽喉、食管、胃黏膜等；过凉则会造成损伤脾胃阳气，造成胃部不适、肠道紊乱等，还会影响药效。

一、小儿感冒外洗方——紫苏散寒浴

此方是由作者临床经验方而来。

功效：发汗祛寒，宣郁散热。

主治：体虚或体实者外感风寒表实症者。受寒着凉、风吹、淋雨、过度疲劳后出现恶寒怕冷、发热、身上无汗或微汗、咳嗽气喘、头项甚至全身疼痛，舌苔薄白、脉浮紧或浮软无力。现代临床多用治疗毛孔闭塞、不出汗且身体怕冷的患儿。主治呼吸系统疾病，如感冒、支气管炎、哮喘等、汗腺闭塞症、风湿性关节炎者。

辨证要点：有外感史，恶寒无汗或汗，全身疼痛。

歌诀：

> 紫白独桂炒白芍，芪姜连薄酒后加。
> 少儿感冒外洗宜，边洗边揉祛风寒。

紫苏叶，白芷，独活，桂枝，炒白芍，生黄芪，生姜丝，连翘，薄荷，白酒或医用酒精 50 ~ 100 毫升。

使用方法：冷水浸泡 20 分钟，猛火煮开后，再煮 15 分钟，用细纱布过滤药汁。然后再加白酒或医用酒精 50 ~ 100 毫升，倒入浴盆中。

给患儿边洗边揉边按摩,(具体手法见后)一天一到两次,洗完盖被取微汗,一般普通感冒能一次轻,两次愈。洗完后,关闭门窗,静卧床2小时,也可盖上被子,以身上出微汗为佳,但不可出大汗,否则需减被。2小时后,病症不减,只要患儿不是在睡觉中,可以如法再洗一次,如果睡觉了,待其睡醒后,再如上法洗一次。

方义解析:风寒束表,卫阳被遏则恶寒发热;腠理闭塞则无汗;寒客经络则头身疼痛。方中用白芷、独活、桂枝、紫苏辛温发汗以散风寒,薄荷、连翘辛凉而发散,能使内热外宣而散,炒白芍敛阴止汗,生甘草清热解毒,生姜散寒止痛,生黄芪固表防止汗出而虚,配以白酒或酒精辛热而降温。这个外洗方安全而有效,我经常给三岁以内、不便内服中药的婴幼儿使用,效果可靠。如温州某患者家属给其小儿使用有效后,保存此方法至今,近十年来小孩子,一感冒就使用此方法,很少吃药,一直伴随着小儿长大。

禁忌证:本方没有禁忌证,就是外洗和按摩时注意小儿皮肤娇嫩,按摩手法的力度和药液的温度,要掌握好,免得搓伤和烫伤患儿。若按上法洗两次后,病症丝毫不减,就停而勿洗,恐非本方所适病症或另有隐情,需找到病因,针对治疗。

按摩手法:①患儿仰卧,家长位于其右侧,家长右手五指稍分开,以五指指端螺纹面为着力点,在小儿胸部沿着患儿肋骨走向进行左右平推5～10分钟,力量宜轻柔而又深透,切忌仅仅在患儿的表皮摩擦,力量需渗透到肌肉,但力量绝对不可以生硬和力量太大,以免弄伤患儿。②用中指尖点揉患儿天突穴1分钟。力量不可过重,以免造成呛咳甚至窒息;家长左手握住患儿手部,分别用右手拇指腹擦推小儿左右两手臂外侧部,至局部皮肤红润。可先涂少许粉或油剂防止擦破皮肤。③患儿俯卧,家长左手托住宝宝胸部,防止口鼻部阻塞。右手掌心在其背部揉推至局部皮肤红润,以两侧肩胛骨部为重点(肩胛骨部有两肺叶所在),并点揉天宗穴,此法具有润肺作用。并用掌根揉推小儿脊柱胸段(两肩胛骨间脊柱部)5～10分钟,可以增强呼吸系统的免疫力。④患儿仰卧,右手掌心从其心口部揉推至胸部、臂、肘,到手；从其心口部揉推至腹部、髋、膝，到足；需皮肤红润，记住一定是从心口窝往四肢的离心方向推，不要向心方向推，时间5～10分钟，可以退热，增强免疫力。

在此，我们提醒广大父母朋友们注意：患儿平时应多饮温开水，少食冷饮、饮料、奶油、炸烤及肥腻之物。

二、小儿感冒内服方——桂枝加芪汤

小儿外感病伤寒或伤风时，内服中药，要及时并中病即止，用药切忌庞杂。抓住疾病本质，用药时要攻而不猛，做到不留邪、不损正，祛邪不伤正，扶正不助邪。攻伐之药，如麻黄，细辛之类大辛、大热、一定要谨慎应用。因为这类大辛大热的中药，足以耗损患儿真阴，损伤津血，轻者出现"上火"症状，如咽燥干痛、口渴欲饮、鼻部出血、大便干结、眼鼻发干等，重者可出现头晕失眠、入夜盗汗、午后潮热、小便短赤等。故而，我在经方的基础上总结了一首"桂枝加芪汤"，药味仅六味，辛而不耗，热而不燥，药性温热而平和，十分适合婴幼儿。

此方为作者根据经方和临床经验加味而成。

功效：发汗散寒，宣郁散热，固气防脱。

主治：头痛发热，汗出恶风怕冷，鼻鸣干呕，苔白不渴。

辨证要点：恶寒无汗，遇冷病症加重是本方应用的要点。

桂枝3～10克，炒白芍3～10克，炙甘草3～10克，生姜丝3～10克，大枣（去核）6枚，生黄芪10～30克。

用法：冷水浸泡40分钟，猛火煮开后，改成中火，再煮20分钟，过滤药汁，再加开水猛火煮开，改成中火，再煮20分钟，两次药汁合并，平均分成两份，先喝其中一份，关闭门窗，静卧床2小时，也可盖上被子，以身上出微汗为佳，但不可出大汗，否则需减被。2小时后，病症不减，需如法再服一次，若服两次病症丝毫不减，就停药而勿服，恐非本方所适病症或另有隐情，需找到病因，针对治疗。

禁忌证：舌体干燥而深红或紫黑，舌苔又黄又干，大便干燥者，禁止服用。外感温热病，阴虚火旺，阳明实热，血热妄行者，均当忌

服，孕妇及火盛热实导致月经过多者慎用。

应用拓展： 内科之胃寒胃痛胃虚胃弱者同样有效；治疗脾胃病，服药后，不需要盖被取汗。

三、车前健脾消食粉

少儿易患脾胃虚弱之病，组方用药配伍时，一定要药性平和，药味简洁，并要护阳气，固阴液，养胃气。少儿用药要补而不腻，严忌单独使用或过量长期服用苦寒和腻滞的中药。苦寒的中药会削伐生发之气，如生石膏，黄连，苦参，可使正气受损，脾胃受伤，常可出现头晕乏力，气短自汗，纳食呆滞，甚者呕吐泄泻，时时腹部冷痛等。腻滞的中药，如熟地黄、阿胶不利于脾胃虚弱者消化吸收，以免损伤腻滞胃气。

功效： 健脾养胃，消食导滞，益肠止泻。

主治： 病程较长，食欲不振，面色萎黄，神疲倦怠，形体瘦弱，上腹痛、腹胀、胃气胀、早饱、嗳气、恶心、呕吐。水样泄泻时轻时重、或时发时止，大便稀溏，色淡无臭味，夹有不消化食物残渣，食后易泻，吃多后见腹胀、大便多，舌质淡。本方常用于少儿消化不良，脾胃虚弱，水样腹泻，苔薄白，脉虚无力、脉浮紧或浮软无力的病症。

辨证要点： 病程较长，腹胀、食欲不振、面色萎黄、神疲倦怠、形体瘦弱、水样腹泻。

歌诀：

> 车前茯苓怀山药，白术红枣鸡内金。
> 脾胃虚弱水样泻，慢火焙香此方施。

车前子160克，茯苓160克，怀山药160克，鸡内金130克，白术130克，大枣干（去皮除核）160克。上药六味，每味各自磨成极细极细的面粉，然后用慢火或炒黄或烘黄，火候非常重要，一定达到又黄又香的程度，方才可以，火候不可不到，不可太过，否则，皆影响疗效。

使用方法： 1 天 2 次，早晚开水冲服或微煮成粥即可以服用，每次 3 ～ 15 克，视患儿年龄大小而增减。

据相关资料：车前子炒焦研碎口服，观察 63 例，53 例腹泻停止。大便恢复正常，平均 2.1 天治愈，6 例大便减少，平均 2.5 天好转，4 例无效。车前子是治疗水样腹泻的主药。

禁忌证： 此方药性，基本上没禁忌证，适合长期服用，一般 3 ～ 7 天就应当效，如若无效，恐非本方所适病症或另有隐情，需找到病因，针对治疗。但为了避免浪费，可以继续服用，对人体只有益处，断无害处。

四、小儿秋梨暖胃膏——周氏砀山酥梨膏

梨在传统中医的药性上来说是偏凉的，所以，脾胃虚寒的人不太适合，而且一般的秋梨膏，又局限在秋天服用。我进行了精心组方，按照严格的配伍比例，形成了砀山酥梨为原料，酌加药食同源的，如温胃散寒的生姜，止咳化痰的罗汉果，健胃助消化的鸡内金，润肺滋阴的玉竹，健脾益胃的怀山药，从而形成了"养肺止咳，健脾养胃，补而不腻"清肺不伤胃的小儿秋梨暖胃膏。这款膏方对解除上呼吸道感染所致之咽干痛痒、声音嘶哑、干咳少痰、便秘、烦渴思饮等阴虚、虚热之症状，有很好的作用。同时，还有其他秋梨膏所没有的优势那就是"清而不寒，润而不滞"。此方可以给 8 个月以上的患儿服用。

❧ 处 方 ❧

砀山白酥梨 1000 克，生姜丝 80 克，罗汉果（掰碎）8 枚，鸡内金 50 克，玉竹 60 克，怀山药 50 克，大枣（去核）20 枚，冰糖 100 克。

临证传奇·肆 中医求实

制法：①将梨洗净去皮，切小块放入料理机中，打成梨汁。②将梨汁用细纱布过滤3次。③将生姜丝、罗汉果、鸡内金、玉竹、怀山药、大枣，加冷水1.5～2升浸泡45分钟。④上药用猛火煮开后，改成小火，再煮40分钟，然后倒出药汁。⑤煮过的药渣再加开水猛火煮开，改成小火再煮30分钟，然后倒出药汁。煮药时如果水不够了，一定要加开水，不要加冷水。⑥将两次的药汁，混合在一起，约1升，用细纱布过滤3次。⑦然后将过滤后的药汁，加入梨汁和冰糖一起煮，煮开后转中小火继续熬煮1小时，不时搅拌。⑧转小火继续熬煮30分钟左右，这时要勤搅拌，防止糊锅，熬到秋梨膏从勺子上不能轻易滑落为止。⑨如果想让秋梨膏更加黏稠成型，可以适当加入蜂蜜（1岁以内的宝宝是不能吃蜂蜜的），需要在秋梨膏马上熬好的时候放进去，避免高温。⑩晾凉后放在无水无油消毒过的玻璃瓶内密封，放冰箱冷藏保存。每次吃的时候也用干燥的勺子单独舀出来，避免污染，影响保质期。

服法：口服，每次1～2勺（约5克），一日2～3次。可用温水冲泡服用。

功效：养肺滋阴，止咳润燥，健胃消食。

主治：咽干痛痒、声音嘶哑、干咳少痰、便秘、烦渴思饮等急慢性咽炎的阴虚、虚热症状。

安全性：膏方的成分全部是国家公布的药食同源原料，即使孕妇服用，也无危害。可以经常服用，但不可长年累月当饭吃，因为食物也要讲究不能偏食。

养生调理类方剂

◆ 元阳升降膏

"元阳升降膏"是作者在临床验方"元阳升降汤"的基础上，并结合传统膏方的熬制技术，研创出的一款专门针对心脏，脑血管和全身，具有治疗、调理、养生功效的新型膏方。此膏虽然不如元阳升降汤那样见效快，药力强，但是对各种慢性心脏病，脑血管疾病和全身仍然有很好的调理作用，而且熬制一次，可以服用数月，口感不苦，目前服用元阳升降膏或同类膏方的患者和朋友有数千，疗效确切。

功效：大补元气，温补元阳，升清降浊，活血化痰。

主治：心慌气短，头晕目眩，恶心，浑身无力，半身不遂，语言謇涩，口角流涎，小便频数或遗尿失禁，舌暗淡，苔白，脉缓无力。西医的脑供血不足，脑缺血，老年痴呆、小脑萎缩、脑梗死，脑出血后遗症的调理，心律失常、心肌梗死、动脉硬化、冠心病、心绞痛、先天性心脏病中风之阳气虚血瘀者皆可以服用。

辨证要点：只要患者舌不红，苔不黄，体形体力偏弱，过了四五十岁之人，皆可以放心服用。

生黄芪 300 克，桂枝 100 克，炒白芍 100 克，蒸附子 150 克，丹参 100 克，莪术 100 克，生龙骨 100 克，生牡蛎 100 克，干姜 80 克，炙甘草 90 克，生地黄 80 克，川芎 60 克，黄芩 50 克，柴胡 80 克，姜半夏 80 克，陈皮 60 克，党参 90 克，炒白术 80 克，茯苓 80 克，泽泻 90 克，栀子 30 克，淡豆豉 60 克，怀牛膝 90 克，葛根 90 克，麻黄 50 克，细辛 30 克，白芷 30 克，生姜丝 100 克，大枣（去核）40 枚，赤小豆 200 克，核桃仁 200 克，蜂蜜 13 ～ 15 斤，红糖 1 ～ 2 斤，麦芽糖 2 斤

制法：

（1）煎药：① 附子先泡 45 分钟，然后猛火煮开后，改成小火，再煮 1.5 小时，与其他药一起煮。②别的药加冷水 20 ～ 30 斤，泡 1小时。③猛火煮开后，改成小火，再煮 2 小时即可，然后倒出药汁。④煮过的药渣再加开水，猛火煮开后，改成小火，再煮 2 小时即可以，然后倒出药汁。⑤两次的药汁，混合在一起，药汁大约是 10 斤，如果药汁过多，可以用猛火再浓缩一下。⑥如果煮药的中间，水不够了，一定要加开水，不要加冷水。

（2）炼蜜：①将蜂蜜 13 ～ 15 斤倒入锅里，用小火熬开，保持微

微开即可，慢慢熬制 2～4 小时，蜂蜜原本是黄色，一定要熬成紫红色，才算是熬制成功。熬时，火千万不能过大，防止熬煳熬焦。②蜂蜜 13～15 斤最后熬成紫红色，大概也就是 10 斤，如果不够，需要再添加蜂蜜。也就是炼过的蜂蜜一定要是 10 斤，才可以。

（3）熬膏：①将 10 斤炼过的蜜和 10 斤药汁混合在一起，猛火煮开。②改成小火，保持微开，就开始不停地搅拌。记住要一直不停地搅拌，不可偷懒，否则药汁容易沉淀锅底而熬煳。熬煳的药汁不但没有疗效，而且还会产生毒副作用。③如此大概熬 3～5 小时，药汁成为黏稠状，如果果酱一样才算成功。④最后如果感觉膏滋太甜太腻，可以加入红糖，如果想增加健脾养胃功效，可以加入麦芽糖。

注意：熬制的过程，一定要文火。千万不要偷懒而将膏滋熬煳，一旦熬煳，就坚决不能服用。

禁忌证：孕妇，外感发热期间暂停服用。

◆ 补气养胃生血膏

功效：补气健脾，养胃生血，散寒止痛。

主治：中焦虚寒，肝脾不和证。腹中拘急疼痛，喜温喜按，神疲乏力，虚怯少气；或心中悸动，虚烦不宁，面色无华；或伴四肢酸楚，手足烦热，咽干口燥。舌淡苔白，脉细弦。本方常用于胃及十二指肠溃疡、慢性肝炎、慢性胃炎、神经衰弱、再生障碍性贫血、功能性发热等属中焦虚寒，肝脾不和者。

辨证要点：只要患者舌不红，苔不黄，体形体力偏弱，脾胃虚弱，胃怕吃冷物皆可以使用。药性平和，小儿也可以服用。

生黄芪 800 克，党参 300 克，桂枝 500 克，炒白芍 500 克，生姜丝 600 克，大枣干 500 克，炙甘草 300 克，麦芽糖 10 斤

制法：见元阳升降膏。

◆ 补脑益智膏

本方适用于脑力工作者、高考学生和熬夜工作者，补充脑力所用。

本方是我应一个高考学生的家长要求，而研发出的一款专门针对脑力补养的膏方。

功效：补脑益髓，补气升清，缓解疲劳。

茯苓1000克，生黄芪800克，枸杞子300克，葛根500克，熟地黄500克，桑葚600克，大枣干500克，桂枝300克，炒白芍300克，桂圆肉300克，麦芽糖5斤，蜂蜜10斤

制法：见元阳升降膏。

外用方剂

◆ 外伤瘀肿的速效方——栀附赤豆散

一切跌打损伤导致的"瘀肿"皆可以使用。即使出现骨折的患者，只要先接好骨，然后也可外敷"栀附赤豆散"，同样有消肿止痛的效果。别看栀附赤豆散的药味组成十分简单，其效果对跌打的活血化瘀的效果十分突出。

栀子100克，制附子100克，赤小豆250克。捣碎，24小时内用醋调，24小时之后用白酒调，然后外敷即可。

注：即使方中没有附子也同样有效。

医案1：患者，女。膝关节扭伤后十分肿大，医院检查后说要做手术置换关节。我开了"栀附赤豆散"外敷，当时患者还不相信，非要做手术。我说："你先外敷三天，无效再手术也不耽误。"患者外敷了3天，肿就消了一半，又外敷一个星期，就恢复了正常，最终没有做手术。

医案2：宋某，在建筑工地做事，不慎被硬物砸伤脚背，疼痛异常，且整个脚肿起甚高，让其用上方外敷，并告知："拍个片子，看看有没有骨折"。3天后，脚背完好如初。

◆ 牛皮癣效方——巴豆雄黄加味膏

生巴豆100克，雄黄30克，薄荷20克，生大黄30克，蛇床子

20克，苦参30克，猪油200克，冰片（研细后下）30克。将以上药材（除了猪油和冰片），打成细末，并过细筛。将猪油化开后，倒入药面和冰片，搅拌即成。每天涂2次，每次15～90分钟，时间视患者的难受程度而定。

我给两个患者用过，有一定效果，但治愈很难。

◆ 蛇床苦参加味汤

主治：霉菌性阴道炎。

蛇床子50克，苦参50克，百部、土茯苓、花椒、黄柏、白鲜皮、明矾、防风各10～20克。每日1剂，煎水外洗，以1个月为一疗程。

注：此方也治疗小儿头虱。

◆ 养肤美白粉

此方是作者根据治疗脂溢性皮炎患者总结优化出的验方，后经过几百人应用，养肤美白效果突出。

功效：养肤美白，清热消肿。

主治：面黄、黄褐斑、青春痘、上火、火疙瘩。

茯苓50克，生白芍50克，杏仁50克，粉葛根50克，桂枝50克，生黄芪100克，生白术50克，芒硝50克，生石膏50克，桔梗30克，赤小豆300克。打成粉过细筛，越细越好，用酸奶调敷面部，1天2次，每次20～30分钟。

感冒和高热的速效方剂

◆ "伤寒"感冒治疗法——麻附汤

"伤寒"感冒只要抓住：受寒着凉、风吹，淋雨、过度疲劳后，出现的"无汗，怕冷，低热"三大主症，有无头痛，全身酸痛，浑身无力，咳嗽，鼻塞等副症，皆可以使用作者优化的经方"麻附汤"。

麻黄 15 克，桂枝 10 克，杏仁 12 克，炙甘草 5 克，蒸附子粉 15 克（此药原本有毒，经作者特殊炮制后，不但去毒，而且疗效大大提升，不用久煎，省时方便）。上五味，以冷水 1 升浸泡 30 分钟，猛火煮开后，改成中火再煮 20 分钟，药汁剩下约 500 毫升，平均分成 2 份，一次喝 1 份，儿童和老人视年龄和体格酌情略减。

功效：发汗退热，宣肺平喘，补阳散寒。

主治：外感风寒。恶寒发热，头痛身痛，无汗而喘，舌苔薄白，脉浮紧。（本方常用于感冒、流行性感冒、急性支气管炎、支气管哮喘等属风寒表实证者。）

辨证要点：无汗，怕冷，低热。

禁忌证：孕妇一般不可以服用，但如果孕妇确实是"伤寒"并且病症明显，如果不快速去除感冒，反而会影响胎儿，此时也不妨服用 1～2 剂，符合《素问·六元正纪大论》的黄帝问曰：妇人重身，毒之何如？岐伯曰：有故无殒，亦无殒也。

药后辅助法：①先将室内温度调高。②喝完药后，盖上被子，静卧 2 小时，让身体出微汗，但不可出大汗，否则就要减被。③出汗后，待其自然干或用热毛巾擦干，注意避风，防止二次受凉。④如果喝完药后身体出微汗，感冒必轻，剩下的药汁，就不必服用了，患者只需休息即可。⑤假如 2 个小时后，身上没有出汗，病情没有减轻，可以将剩下的药汁一次喝完，并如上法再行一次。⑥只要是普通感冒的"伤寒"按上法必"一次见效，两次痊愈"，前后耗时不过 4 个小时，大大缩短感冒的痊愈期，而且所用费用药资不过数元。

注：如果按上法治疗，没有见效，那就很有可能不是"伤寒"感冒或处理方法不当，需另找病因，针对治疗。

加减法：在受寒着凉、风吹、淋雨、过度疲劳后，出现的"无汗，怕冷，低热"三大主症基础上，出现以下病症者可以随症而增减药物。

①若患者平时气虚无力，心慌胸闷者，减掉麻黄，制附子加量到 30～50 克，另加生黄芪 60～180 克。

②若后背感觉沉重，脖子发硬，就加葛根 30～50 克。

③若遇冷头痛严重者，就加川芎 20 ～ 30 克，白芷 20 克，当归 20 ～ 30 克，生黄芪 120 ～ 180 克。

④若平时胃怕吃冷物、胃寒、胃痛，加生姜外可解表散寒，内可温胃散寒。

⑤若胃觉得堵，不爱消化，汤药煮好后，过滤药汁加保和丸一起煮 5 分钟即可以，或加山楂（焦）、六神曲（炒）、半夏（制）、茯苓、陈皮、连翘、莱菔子（炒）、麦芽（炒）各 5 ～ 10 克。或单加生黄芪 180 克，莪术 90 克一起煮，以便消积导滞。

⑥若喘急胸闷、咳嗽痰多者，加厚朴、姜半夏以化痰止咳平喘。

⑦若鼻塞、流涕重者，加苍耳子、辛夷花、白芷、细辛以宣通鼻窍。

⑧若夹湿邪而兼见骨节酸痛，加苍术、薏苡仁以祛风除湿。兼里热之烦躁、口干，酌加生石膏、栀子、淡豆豉、黄芩以清泻郁热。

⑨若脾虚大便稀者，加怀山药 30 ～ 60 克，炒车前子 15 ～ 30 克，党参、炒白术、茯苓各 20 ～ 30 克。

◆ "伤风"感冒治疗法——桂附汤

"伤风"感冒只要抓住：受寒着凉、风吹，淋雨、过度疲劳后，出现的"出汗，怕冷，低热"三大主症，有无头痛，全身酸痛，浑身无力，咳嗽，鼻塞等副症，皆可以使用作者优化的经方"桂附汤"。

桂枝 15 克，芍药 15 克，生姜丝 25 克，大枣（切开）12 枚，炙甘草 10 克，大米 50 克，蒸附子粉 10 克（此药原本有毒，经作者特殊炮制后，不但去毒，而且疗效大大提升，不用久煎，省时方便）。上七味，以冷水 1 升浸泡 30 分钟，猛火煮开后，改成中火再煮 20 分钟，药汁剩下约 500 毫升，平均分成 2 份，一次喝 1 份，儿童和老人视年龄和体格酌情略减。

功效：祛风解表，散邪汗，止虚汗，补阳扶正。

主治：伤风表虚，头痛发热，汗出恶风，鼻鸣干呕，苔白不渴，脉浮缓或浮弱为辨证要点。临床常用于治疗感冒、流行性感冒、原因不明的低热、产后或病后低热、妊娠呕吐、多形红斑、冻疮、荨麻疹等属于营卫不和者。

辨证要点：出汗，怕冷，低热。

禁忌证：同"麻附汤"。

药后辅助法：患者服完药后，可以喝三四两白米粥，以助药力。其余按"麻附汤"实施。

加减变化法：在受寒着凉、风吹，淋雨、过度疲劳后，出现的"无汗，怕冷，低热"三大主症基础上，出现以下病症者可以随症而增减药物。

①若患者平时气虚无力，心慌胸闷者，制附子加量到 30 ～ 50 克，另加生黄芪 60 ～ 180 克。如果出虚汗的程度严重，就加生黄芪、炒白术、防风、煅龙骨、煅牡蛎。

②若后背感觉沉重，脖子发硬，就加葛根。

③若遇冷头痛严重者，就加川芎、白芷、当归、生黄芪。

④若平时胃怕吃冷物、胃寒、胃痛，加生姜外可解表散寒，内可温胃散寒。

⑤若胃觉得堵，不爱消化，汤药煮好后，过滤药汁加保和丸一起煮 5 分钟即可。

⑥若喘急胸闷、咳嗽痰多者，加杏仁、厚朴、姜半夏以化痰止咳平喘。

⑦若鼻塞、流涕重者，加苍耳子、辛夷花、白芷、细辛以宣通鼻窍。

⑧若夹湿邪而兼见骨节酸痛，加苍术、薏苡仁以祛风除湿。兼里热之烦躁、口干，酌加生石膏、栀子、淡豆豉、黄芩以清泻郁热。

⑨恶风寒较甚者，宜加防风、荆芥、淡豆豉疏散风寒。

❷ 疑问解答

问：《伤寒论》中言："若酒客病，不可与桂枝汤，得之则呕，以酒客不喜甘故也"，是什么原因？

答： 桂枝汤中，桂枝为辛温药有助阳生内热的作用，炒白芍具有酸敛助湿的功用，炙甘草有补虚益气的作用，适合虚证，生姜助阳生热，大枣甘甜补中之能，所以整个方子是辛甘性温，具有补虚散寒的功能，适合虚寒证。而酒客，白酒性热而为水，常饮酒者故体热而有水饮，若再饮用辛甘性温的桂枝汤无异于火上浇油，助热填壅而呕。实际上酒客不仅仅不喜炙甘草大枣之甘，同样也不喜桂枝生姜之热和炒白芍之敛也。

问： 那是不是所有酒客（即常饮酒者）都不可以服用桂枝汤？

答： 非也！如果体质和肠胃虚寒者只要不是刚刚饮完白酒，酒性还停留肠胃或体内，是可以服用桂枝汤的。这样不但不会呕吐，反而有益身体和病症的。如果平时脾胃和肠虚寒者一喝啤酒就难受或喝完啤酒就腹泻者，更适合桂枝汤补虚散寒。

所以，读书一定明宗达义，切莫死执文字不解方义，只知桂枝汤中的"酒客"两字是实热湿热体质的代名词。推而广之，不仅仅是实热湿热的酒客，只要体质状态呈现实热或湿热时，皆当禁止单服或重用桂枝汤。

故而，读书"得义废言"可以，"执言废义"误也。所以，佛门也讲"依文解义，三世佛冤"，是为文字先生之警戒也。

问： 一会儿说桂枝是去外感之低热，一会儿又说是助阳生热，这桂枝到底是去热还是生热啊？

答： 桂枝性温而甘，故而对人体能助阳气生热是毫无疑义的，但桂枝又同时具有辛性，辛而能散，能祛邪出表，故而对外感或寒或风或湿之外邪产生的郁热，具有辛开发散退热之效。所以，桂枝外可散郁热，内可助阳生热也，二者并不矛盾。

问： 桂枝汤应该算作是解表剂还是补益剂？

答： "一汤双用"，外感风邪时，服药后啜热粥，并盖被取微汗，则药性偏趋向于表逐外邪也，但同时补内益气之力尚在；若无外感风邪时，服药后不用盖被取微汗，则药性偏趋向于内，但祛风邪逐于表之力不失，只是略弱也。

◆ 感冒引起的高热治疗——柴胡桂枝加芪汤

"伤寒"和"伤风"感冒的一般情况或早期是不会出现高热现象的。但如果病情发展过快或邪正相争激烈往往会出现高热现象，类似于西医的细菌感染和病毒性感冒，此时皆可以用"柴胡桂枝加芪汤"来扶正散热进行治疗。此方是由柴胡桂枝汤加味而来。

方剂特点：①组方安全：除了孕妇，一般人服用后，即使不对证，吃 3 剂，对人体也没有危害。②见效迅速：喝下去，往往 1 剂药的第一顿就能"微汗出而热减"，再服"热退身安"的速效作用。③药味精纯：全方加上姜枣不过 11 味药，容易记忆。④复制性强：我在临床中经常不用考虑，只要抓住气虚，大量复制使用，效果经得起考验。

歌诀：

> 芪参扶正桂散寒，柴芩清热芍草和。
>
> 半夏止呕化痰饮，姜枣温胃护中焦。

柴胡 25 克，炒白芍 30 克，生甘草 15 克，姜半夏 15 克，炒黄芩 15 克，潞党参 25 克，桂枝 20 克，生黄芪 60 克，生姜丝 60 克。2 剂，水煎服，每日 1 剂。

功效：散热而能除风寒，扶正而能助祛邪，温中而能清表邪。

主治："柴胡桂枝加芪汤"是一首扶正散热剂。特别是对风寒，伤风症，同时伴有气虚，体弱，或年高，少儿具有很好的扶正退热的作用。①外感风寒表虚证：发热头痛，汗出恶风，鼻鸣干呕，苔白不渴，脉浮缓或浮弱者。②少阳病证：邪在半表半里，症见往来寒热，胸胁苦满，默默不欲饮食，心烦喜呕，口苦，咽干，目眩，舌苔薄白，脉弦者。③临床常用于治疗感冒、流行性感冒、原因不明的低热、产后或病后低热、妊娠呕吐、多形红斑、冻疮、荨麻疹，或疟疾、黄疸等内伤杂病而见以上病证者。④用于治疗急性上呼吸道炎症，某些病毒感染引起的发热有解热、抗病毒、抗感染的良好效果。

方义解析：风寒之邪伤人正气，一旦化热，则热邪不但耗阴也伤气，故而本方用生黄芪、党参来益气扶正，先固人体根本，同时助清热散寒药以祛邪之基。柴胡透解邪热，疏达经气；黄芩清泄邪热；二药实乃清热之先锋，直折"热邪"之敌势，桂枝辛温，辛能散邪，温阳而扶卫，故为祛寒之主药。法夏和胃降逆；化痰消饮，降胃止呕，生姜温胃散寒化水饮，使柴胡、黄芩，清热邪而不寒而伤脾胃。大枣补脾养胃，生津益气，帮助汗。炒白芍酸寒，酸能敛汗，益血助阴。桂枝配以炒白芍，是于发散中寓敛汗之意；甘草甘平，有安内攘外之能，用以调和中气，即以调和表里，且以调和诸药矣，生甘草者还清热毒之功。经过以上配伍后，内可使元气充足，外可热邪能散，寒之微邪可除，中可胃气恢复升降，上焦得宣，中焦得疏，下焦得畅，津液得下，胃气得和，有汗出热解之功效。

注意事项：孕妇一般不可以服用，但如果孕妇确实是"伤风"并且病症明显，如果不快速去除感冒，反而会影响胎儿，此时也不妨服用一两剂，符合《素问·六元正纪大论》的黄帝问曰：妇人重身，毒之何如？岐伯曰：有故无殒，亦无殒也。

药后辅助法：①先将室内温度调高。②喝完药后，盖上被子，静卧2小时，能够睡一觉更好，让身体出微汗，但不可出大汗，否则就要减被。③出汗后，待其自然干或用热毛巾擦干，注意避风，防止第二次受凉。④如果喝完药后身体出微汗，发热必轻，剩下的药汁，可以酌情服用。⑤假如服用一次，2个小时后，身上的热没有减轻，可以将剩下的药汁接着服用，并按上法，再行一次。⑥只要是普通感冒的"高热"按上法必"一次见效，两次痊愈"。

注：如果按上法治疗，1剂药服完，没有见效，那就很有可能处理方法不当，需另找病因，针对治疗。

使用注意：体壮气足，舌红苔黄的"实热"和"燥热"的高热，初期禁止单用和重用本方，必须配以大量的清热泻火和滋阴清热药方可以。"实热"和"燥热"的高热病中后期要视具体病情而加减。

"实热"和"燥热"辨证要点：舌多为深红或绛紫或酱紫色黑紫，而且舌体又干又燥，舌苔整体为黄苔甚至无苔，整个口腔很少有水湿气是又干又燥。为了让大家对"实热"和"燥热"的病症有一个更深的体会，我将在下一节，重点通过一个医案来进行讲解。

医案 1： 高热细菌感染免疫球蛋白淋巴细胞指标高一剂退热的医案

范某，女，5 岁。患者父亲代诉，昨天下午午觉后，患者在幼儿园发热 37.9℃，接回家时体温已经 39℃多，服用了 5 毫升布洛芬混悬液后，体温有所下降，后来整晚都是用布洛芬控制体温。次日早上 7 点左右，耳温枪测量体温已经 41℃，赶紧送往医院检查。通过化验结果看是细菌感染，其中免疫球蛋白和 2 个淋巴细胞指标都很高，医院建议输液治疗，一直输液到下午，体温始终是 39.3℃左右。于是找到我，我给患者开柴胡桂枝汤服用。

药效反馈： 药熬好后将 1 剂分为 4 份，当晚分次服用 2 份，服后睡觉，到了晚上 12 点就没再出汗，体温 38.9℃。次日早上 7 点体温 37.7℃，患者睡醒后，把剩余的药全部喝完。1 剂中药解决了发热问题。建议患者后续再用小剂量的桂枝汤 3 剂调理身体。

医案 2： 体温 40℃，扁桃体肿大（庞爱国医案）

患者，男，11 岁。两天前游泳着凉，突发高热，体温 40℃，"满面红光"，触之滚烫，咽喉肿痛已使嗓音改变。扁桃体肿大，烦躁不安，哭哭欲睡。察舌示绛红黄苔，脉洪数。此当为外感高热伴发扁桃体肿大，急则治其标，法亦清热解毒、消肿止痛，即抒方如下：

～◈◈ 处 方 ◈◈～

半枝莲 30 克，生甘草 15 克，杭白芍 15 克，青蒿 6 克，薄荷 3 克，连翘 6 克，2 剂，水煎服，每日 1 剂。

嘱其即刻按方抓药取来煎服，先喝一碗。我见高热 40℃，恐伤

其脏器，故于服药后急取小针刺一侧耳尖，挤出紫血数十滴，然后命其回家食白粥自养。大约1小时后，患者父亲来信称患儿面烘热和躁烦现象已明显改善，测体温已退至37.9℃。药中病所，疗效待观。当晚9时许，患儿体温有所回升，测示38.6℃。嘱取内服药汤少许，以软布蘸取擦拭双足心各半小时，并将余下药汤尽服之。至夜半体温仍偏高，其自取另一侧耳尖刺络出血少许，凌晨3点，体温降至正常。

至次日下午3时许，患儿体温复燃，测示38.2℃，仍有咽喉肿痛、扁桃体肿大，且出现鼻衄现象。追问患者病史，家长诉患儿过去发热亦有鼻血流出，平素易患扁桃腺肿大，每次均要输液几日方能消退。余深思之：热退复燃，无咳嗽咳痰，此邪毒未入于肺，必是转聚于咽喉而不散，咽喉乃肝经所循行部位，发热有少阳病变，此时用柴胡汤应合拍。未及遣方，先向周忠海医师请教，定方以小柴胡汤加桂枝、生黄芪治之。

～ 处 方 ～

柴胡25克，炒白芍30克，生甘草15克，姜半夏15克，炒黄芩15克，潞党参25克，桂枝20克，生黄芪60克，生姜丝60克。2剂，水煎服，每日1剂。

当晚服下，患儿安然入睡。次日晨起，体温36.6℃，患儿自我感觉较好，咽喉痛改善，但仍有鼻衄，嘱其查血常规，白细胞13.40×10^9/升，中性粒细胞78.7%，血常规提示患儿仍有炎症感染，西医诊示诉无大碍。既无大碍，便静观其变。至下午5时许，体温仍控制在36.8℃，再查血常规，白细胞11.36×10^9/升，中性粒细胞70.1%，且患儿自我感觉良好，咽喉疼痛症状进一步改善，疗效稳定。效不更方，嘱其继续服药，尽剂而愈。

总结：其一，此患儿发病时体温高达40℃，咽喉肿痛，扁桃体肿大，症情确是危重，医者果断于耳尖刺血，折其热势，体温得到控制，此处当值得借鉴。其二，当其咽喉肿痛、扁桃体肿大之时，以半枝莲重剂合芍药甘草汤急用之，取其清热解毒、消肿止痛之作用，从结果看疗效确实，此处用之应无甚过错。半枝莲治疗咽喉痛系某日一病家向余所言，吾信之，其后试用之，果然，因此感慨，病人亦是吾师，学无止境。其三，柴胡汤善治高热，前人早有明述，今接受周师建议以之加桂枝和重剂黄芪，扶正抗邪之力度明显增强，不仅退热迅速，且亦无复燃，邪毒终被克服，此柴胡桂枝汤能抗邪毒感染之又一明证也。

作者对此医案的注释

"柴胡桂枝加芪汤"对临床治疗高热和急性扁桃体炎有很大的价值，故而详细剖析此医案，以便更好地应用此方。

辨证思路："男，11岁"，小儿患病若非先天元阳不足者，身体多为"稚阳之体"呈阳旺升发之态，一受外感，正邪交争，极易化热。"游泳着凉"，有外感史，初得为寒邪。"突发高热，体温40℃，'满面红光'，触之滚烫"，寒邪外袭郁表，正气抗邪化热。"咽喉肿痛已使嗓音改变，扁桃体肿大"，少阳经循行咽喉，故而化热之邪，不仅仅是寒郁太阳体表，并已入半表半里之少阳。"烦躁不安"，热扰心神。"哭哭欲睡"，邪已伤正，气虚之象。"察舌示绛红黄苔"，为热证的舌苔，但整个舌体湿润，此热证夹有外寒与水饮不化。"脉洪数"，为热证的舌苔。"患儿服苦寒药，点刺放血后又体温复燃"，苦寒之药，单能去热，但不能散寒解郁，需加升阳散寒，解郁清热之药，如柴胡桂枝生姜。"结合患儿过去发热亦有鼻血流出，平素易患扁桃腺肿大"，有气虚之象，所以平素才易患扁桃腺肿大，需加生黄芪。"余深思之：热退复燃，无咳嗽咳痰，此邪毒未入于肺，必是转聚于咽喉而不散，咽喉乃肝经所循行部位，发热有少阳病变，此时用柴胡汤应合拍"，分析有理，一语中的。"未及遣方，先向本书作者周忠海医师请教"，不耻下问，真诚负责。"柴胡桂枝汤加生芪两半"，清少阳热的同时加桂枝汤以散太阳寒郁之表热，同时加生黄芪以扶正气。

综合辨证：少阳实热为主，兼有太阳寒郁之热，同时气虚不能抗邪，防止苦寒伤脾胃。

治疗原则：清少阳之实热，散太阳之寒郁热，兼补气益脾胃。

医案 3：热峰 40℃，扁桃体 Ⅱ 度肿大（庞爱国医案）

患儿李某，男，5 岁。发热 2 天后入院治疗，热峰 40℃，入院前口服"头孢替安、热毒宁"抗感染治疗 1 天，无效。既往有"青霉素、头孢菌素"过敏史。入院时查体示咽部充血，扁桃体 Ⅱ 度肿大，双侧见白色点状脓性分泌物。查血常规，白细胞、中性粒细胞、红细胞、血小板等均偏高，血红蛋白偏低。给予阿奇霉素抗感染、阿糖腺苷抗病毒治疗。入院第 2 天，体温仍反复升高，得不到有效控制。下午 1 点左右，始服中药柴胡桂枝汤加生黄芪，处方如下。

❧ 处 方 ❧

柴胡 25 克，炒白芍 30 克，生甘草 15 克，姜半夏 15 克，炒黄芩 15 克，潞党参 25 克，桂枝 20 克，生黄芪 60 克，生姜丝 60 克（因其未取得生姜，故用干姜 15 克替代）。

药煮好后要求患儿分 6 次服用，下午 1 时许服药 1/6，以后每隔 2 小时服药 1/6。下午 5 时许测体温 37.2℃，次日晨起体温 36.6℃，体温从此正常，遵医嘱又留院观察几日便康复出院，出院后继续中药调理数日，患儿至今一切正常。据患儿父亲诉说，患儿服药第 2 个 1/6 后，小便开始明显增多，且伴有汗出，饮水多，随即测体温开始下降，至午夜时分，体温已基本降至正常，从此未再起热，舌象腻苔亦于次日转好。体温降至正常后，患儿依原方续服 2 日，饮水、汗和小便如常，不再似先前"多饮、多尿、多汗"，此处值得深入思考。先贤曰："有

故无殒，亦无殒也"。

总结：医案 2 与此案均为高热，处方完全相同，未有加减，却均获良效，可谓药到病除。重症上呼吸道感染症见高热、咽喉肿痛，是否能用中医药治疗且快速见效呢？若是以前，我必将此类疾病交与西医治疗，或门诊或住院任由他们决策，因为在我看来，类似这种急性感染性疾病的治疗是西医的特效优势所在，其疗效是稳定的、可靠的，而中草药就显得有些落后了。但是经过几次特殊的治病经历后，我改变了那些看法，我以为重症上呼吸道感染完全可以中药治疗，且见效更快，疗效更好，对人体的整体改善更大，远期疗效更可靠。

忠海按："5 岁，发热 2 天，热峰 40℃"，小儿患病若非先天元阳不足者，身体多为"稚阳之体"呈阳旺升发之态，一受外感，正邪交争，极易化热。"口服'头孢替安、热毒宁'抗感染治疗 1 天，无效"，西医在退热方面未必有中医快。"咽部充血"，热入咽则充血。"扁桃体 Ⅱ 度肿大"，热入扁桃体或寒、风、血等邪郁在扁桃体则肿，如果阳气不足，难以充养，也会虚肿而大。"双侧见白色点状脓性分泌物"，有寒郁水饮不化之象。"查血常规白细胞、中性粒细胞、红细胞、血小板等均偏高，血红蛋白偏低"，人体抗邪的应急反应，从中医角度是正邪交争阶段，需扶正祛邪。"下午 1 点左右，始服中药柴胡桂枝汤加生黄芪。药煮好后要求患儿分 6 次服用，下午 1 时许服药 1/6，以后每隔 2 小时服药 1/6"，此服药方法非常妙，一避免药量过大，患者和家属惊惧，二药药力均匀，可以达到 24 小时不间断，持续退热。"下午 5 时许测体温 37.2℃，次日晨起体温 36.6℃，体温从此正常"，效果立竿见影，体实邪急，只要方药相符，邪来得快，去得也快也。"据患儿父亲诉说，患儿服药第 2 个 1/6 后，小便开始明显增多，且伴有汗出，饮水多，随即测体温开始下降，至午夜时分，体温已基本降至正常"，热邪随汗、尿，上下而出，邪有出路矣。"从此未再起热，舌象腻苔亦于次日转好"，水饮也得宣化利导。"体温降至正常后，患儿仍依原方续服 2 日，饮水、汗和小便如常，不再似先前'多饮、多尿、多汗'，此处值得深入思考。先贤曰：'有故无殒，亦无殒也'"，当有外邪或人体功能出现反常时，对证的方药是调动人体的功能来祛病，故而，高热时"多饮、多尿、多汗"；病邪去则人体功能自然恢复也，故而饮水、汗和小便如常。

❓ 疑问解答

问：明明是高热，咽喉肿痛，为何还要用辛温的桂枝、生姜和苦温的姜半夏？这都是温热药，难道不怕助热吗？

答：外感受风，遇寒后的高热患者，只要全身或局部没有出现很燥，没有出现很干的感觉，都往往是"寒包火，饮裹热"的病因。如果再单用苦寒清热的中药，往往会产生"冰滞"现象，即赵绍琴老师所说的"寒凝"，患者的高热会缠绵难退或退而又升。这时，须在清热中加些辛温以散寒的中药和苦温化痰饮的中药，不但不会助热，反而"寒郁一解，其火易散，水饮一化，其热便消"，帮助清热药更好地发挥退热消肿的效果。

问：请详细说一下"寒包火，饮裹热"的高热辨证要点？

答："寒包火，饮裹热"的高热辨证要点：①患者的身体气力少，比较弱。②受风或伤寒后，高热的同时具有怕冷，怕风。③舌虽红但多为鲜红，很少会出现绛紫或酱紫色，黑紫更为少见，而且舌体必不干，舌苔多为白苔或厚白苔，即使是有黄苔，黄苔的底苔是白色的，而且整个口腔是湿润的。④如果局部有红肿，如咽喉，扁桃体，眼睛，口腔虽然红肿，但其也多是鲜红有湿润之象或有白色黏膜。⑤患者虽然发热但不愿意多饮水或者愿意喝热水，不喜欢喝冷水和吃西瓜。⑥大便多不干燥，尿量与平时基本相差无几。以上多为"寒包火，饮裹热"的辨证要点，占的越多"寒包火，饮裹热"的程度越严重。

问：请详细说一下"燥热"的高热辨证要点？

答："燥热"的高热患者辨证要点：①相对来说年龄比较轻，身体比较健壮，气力强，如运动员，重体力劳动者，患者多能够胜任长期的重体力工作。②患者受风或伤寒后，身体能够往往快速化热，而且不怕冷，怕风，全身或局部除了高热以外，患者还感觉高热的同时，还有又干又燥的感觉。③"燥热"的高热，舌多为深红或绛紫或酱紫色或黑紫，而且舌体又干又燥，舌苔整体为黄苔甚至无苔，整个口腔很少有水湿气，反而是又干又燥。④如果局部有红肿，如咽喉，扁桃体，眼睛，口腔的红肿，其少有湿润之象和少有白色黏膜。⑤患者发热的同时，非常愿意多饮冷水，而且越热越喜欢喝，饮冷水量非常大，特别喜欢吃冰镇的西瓜。⑥大便多干燥，尿量比平时要少得多。以上多为"燥热"的高热，占的越多，可能性越大。"燥热"患者万不可加辛温药，否则，辛以升发，温以助热，火借风势，热邪极易入心或入营血，导致昏聩或热闭营血，出现危证。也不可以用苦温的化痰消饮之药，否则更加灼伤阴液，加重病情，只可以用大寒和甘凉滋润之品。

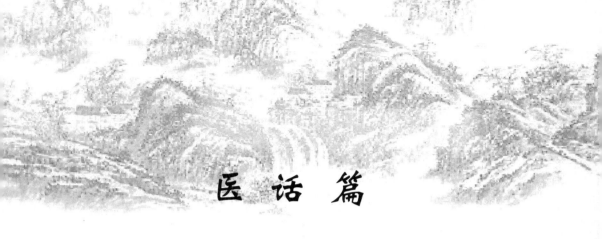

医 话 篇

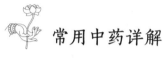 常用中药详解

学习中药一定要学精、学透、学活，忌浅、忌浮、忌死。医圣张仲景的《伤寒论》载药不过 93 种，《金匮要略》载药不过 195 种。传说华佗治病时，"药不过数味，针不过数穴，可以愈天下众疾"。由此，可知"用兵不在多，在精，学药不在广，在透"。学医者只有把常用中药掌握"精，透，活"后，再举一反三，触类旁通，天下所有中药的属性，自然可以融会贯通。按"先精后通"的思路，去学习中药才可以事半功倍，学到的中药知识才是实用的。

◆ 中药治病的原理

人体之所以有病，无非是人体气血阴阳不足和转化失衡，脏腑功能升降失常，气机出入失畅而已。故而利用中药治病的原理即补充人体气血阴阳不足，调整人体阴阳转化平衡，恢复脏腑功能升降正常，保持气机出入通畅。

中药分为阴（寒性和凉性）、阳（温性和热性）两大属性，从而用来调整人体失衡的阴阳。寒性与凉性同属阴，热性与温性同属阳，只是程度上的不同，温性次于热性，凉性次于寒性。温热性质药物多有温经、助阳、活血、通络、散寒、补虚、升散等作用，适合寒证等选用；寒凉性质药物多有滋阴、清热、泻火、凉血、解毒、沉降等作用，适合热证等选用。另外还有一种近乎平性的药物，就是寒性与热性，不是很明显的药性。

中药还有五味的药用趋势，五味指酸、苦、甘、辛、咸，还有淡和涩两味，附加于五味之中，但也统称为五味。中药的五味十分复杂，有些药材有两种甚至是超过两种的味，因此也就有多种的疗效。中药五味的功能趋向：①辛味：口尝有辛麻感，有的具香气，能发散解表、行气活血、升发阳气、温肾壮阳，适用于外感表证、气滞血瘀症、风寒痹症、肾阳虚亏症等。②甘味：口尝味甜，能调和脾胃、补益气血、缓急止痛，适用于机体虚弱，功能不足之症和拘急挛痛，并能调和药性。③酸（涩）味：具收敛、固涩作用，适用于自汗、盗汗、久泻脱肛、尿频失禁、遗精带下、崩漏下血等症。④苦味：能清热解毒、燥湿、泻火、降气、通便，适用于热症，湿热症、痈肿疮疡、喘咳、呕恶等症。⑤咸味：能软坚散结、泻下通便、平肝潜阳，适用于大便秘结、瘰疬痰核、瘿瘤、肝阳头痛眩晕等。

药物的归经就是把中药的作用与人体的脏腑经络密切联系起来，以说明药物作用对机体某部分的选择性，从而为临床辨证用药提供依据。归经是以脏腑、经络理论为基础，以所治具体病症为依据的。经络能沟通人体内外表里，在病变时，体表的疾病，可以影响到内脏，内脏的病变，也可以反映到体表。因此人体各部分发生病变时所出现的证候，可以通过经络而获得系统的认识。如肺经病变，每见喘、咳等证；肝经病变，每见胁痛、抽搐等证；心经病变，每见神昏、心悸等证。归经有利于理解药性具体的功能作用，但同时也大大局限了中药的使用范围，故而，归经仅可以作为初步参考，切莫拘泥。

所有的药物皆应考虑在人体 3 种状态下的反应：①正常人体状态下。②药证相符的状态下。③药证不符的状态下。

禁忌： 皆指单用某药或以某药为主的方剂在人体某种状态下，产生的作用。

破禁： 药物在有效合理地配伍了不同药物后，禁忌也可以在所不禁。如热证原本禁止使用附子，但如果在大量的清热的药中，配伍少量的附子，不但不增加热证，反而更加有利于扶正气，除热邪。又如脑血管疾病气虚证者，原本不宜用活血化瘀之药，但是在配伍了大量的生黄芪时，再配一定量的活血化瘀药，不但不耗损人体正气，反而能推动补气药的更好运行，大大地提高了疗效。

药量：配方的用量既不是患者说了算，也不是医生说了算，而是患者的病症和体质说了算。医生切莫主观，未见病人，未明病情，就胸中先存有追求"轻灵平正"或"大方重剂"的成见。如果依据患者的病症和体质应当用超大剂量，但是又怕出现万一不适，或者患者及家属害怕，可以采取重剂分服法。

重剂分服法：将煮好的药汁平均分成 5 ～ 10 份，第 1 次先服用其中的 1 份，身体能够适应，没有不适，第 2 次服用就可以加大药量。喝药后，大便稀次数不超过 3 次，全身没有出现无力加重的情况为正常现象，不用害怕。汤药可以 1 天之内喝完，若有不适，就可以减量或 2 ～ 3 天之内喝完。

◆ 中医开门第一药——药中至尊唯附子

根据我对附子功能的认识，附子治疗疾病的范围是非常广泛的。附子的作用，实乃"本草至尊，无可替代"。附子除了在实热证的早期和阴虚证中不能单用和重用以外，其余的病症，可以说是达到了"无病不用，无方不离"的程度。

一个人只要"懂得附子的炮制去毒性，真正知道附子的应用范围"，这个人基本上就能拿下 80% 以上适合中医治疗的疾病。说得夸张点儿的话，哪怕你仅仅会一个附子，可以说你中医就入门了。

一、附子的种类

首先谈谈附子不同炮制种类的毒性差别。附子经过种植户的初步炮制后，在市面上流通的种类繁多。

曾有一个中医师给患者开 30 克附子，患者没有先煮，服药后，也没有出现中毒现象。该中医师不久后给另一个患者，仅开了 10 克附子，患者也没先煮，结果服用后竟然中毒了，送到县医院经过 3 天急救，才脱离危险。中医师后来在药房看见两个患者服的不同种类的附子，才知道服用 30 克没有中毒的，原来是附子种类中毒性最小的黑附子，而 10 克就中毒的，是相对来说毒性较大的黄附片。

在临床中，使用不同炮制方法的附子，其中的毒性差距非常大，必须全面、真正了解附子的不同种类，才能保证用药的安全性。目前市面上附子常见种类如下。

※ **生附子（个子）**：鲜附子洗净、烘干即成。

※ **生附片**：鲜附子直接切片后干燥制成。

※ **生附片（去皮）**：鲜附子手工削皮、切片、干燥，无胆巴、无硫黄。

※ **蒸附片**：未浸泡胆巴，生附片直接蒸制、干燥。

※ **蒸附片（去皮）**：未浸泡胆巴，生附片（去皮）经过蒸制、干燥。

注：蒸附片和去皮的蒸附片属于药材种植户的初加工，与后面专门介绍的蒸附子粉是不同的，读者一定要注意区别。

※ **炒附片**：未经过胆巴浸泡，以生附片为原料，高温沙烫的炮制工艺加工。

※ **炒附片（去皮）**：未经过胆巴浸泡，以生附片（去皮）为原料，高温沙烫的炮制工艺加工。

※ **黑顺片**：鲜附子洗净，泡胆，煮附子，这个过程和白附片差不多。因为蒸制的过程有用和不用硫黄，故而又分有硫黑顺片和无硫黑顺片 2 种。

※ **白附片**：又称白片或者天雄片。降鲜附子洗净去根放入胆巴水中，浸泡 5 日以上，然后将胆附子煮制、漂水、去皮浸泡，纵切成 2～3 毫米的薄片，浸泡脱胆，蒸制后利用日光暴晒至干即成。蒸制的过程因为不用硫黄，故而又分有硫和无硫两种。

※ **熟附片**：将鲜附子洗净，泡胆，取出煮软、浸泡、剥皮、横切成片，再放入清水中浸泡，退胆，取出，蒸透，用木炭火烘至半干，

再晒干即成。

※ **炮附片**：取沙置锅内，用武火炒热，加入干净的生附片，炒至鼓起并且微变色，取出，筛去沙，放凉。

※ **盐附子**：经过胆巴和食盐浸泡、晒水后再浸泡，反复多次直到断面出现食盐结晶。

※ **淡附片**：盐附子用清水漂净盐胆，与甘草、黑豆加水共煮透心，切薄片，干燥。

※ **刨附片**：鲜附子洗净，入胆巴中浸泡，煮至八九成熟时即放入清水中浸泡后用刨子刨成薄片，再入清水中浸泡、捞起、放入瓷板上烘烤至自然脱落即成刨片。

※ **黄附片**：经过浸泡胆巴、煮制、手工竹刀削皮、横切厚片、用红花、栀子等取汁浸泡，干燥。

※ **卦附片**：经过浸泡胆巴、煮制、手工竹刀削皮、纵切两瓣、蒸熟、干燥而成。

※ **黑附子**：此种附子相对来说是所有附子中疗效最差的，因为有些不良商家添加附子残渣甚至非附子之物，效果基本上就微乎其微了。这种黑附子的外形特点是又小又黑，辨认不清附子原形状。这种黑附子在销售时，有些商家往往会用谎话蒙骗不懂药材鉴别的消费者："这种黑附子毒性小，安全"。这是不良商家用"看似有道理其实完全胡扯的道理"来欺骗消费者的。因为药材中的毒性是靠炮制技术来解决的，而不是靠劣质药材来降低中药毒性的，劣质药材是完全属于有效成分不达标，同时还含有对人体有害的成分。

二、附子的毒性

附子的主要成分乌头碱为双酯类生物碱，毒性极强，4毫克即致人死亡。常见症状有口舌、面部及全身麻木，肢体颤抖，口腔灼热、流涎、恶心、呕吐，头昏、眼花，心慌胸闷、烦躁不安、呼吸困难、瞳孔散大、面色苍白、心律失常等，甚至突然死亡。所以，不同种类的附子，为了达到去毒，一定要严格掌握水煮的时间。各种附子水煮的去毒时间如下所述。

1. 生附子（个子）、生附片、去皮生附片是所有附子中毒性最大的。生附子因为毒性太大，严格来说禁止内服，仅外用，取其麻醉止痛的功效。此类生附子是禁止作为饮片进行流通和销售的，但有些极个别的医生会从胆大的种植户那里直接购买。如果确实需内服，建议生附子用量为 5～30 克，至少先单煎 3 小时以上，再加入其他药材同熬 40～60 分钟。个别中医同行，一味追求麻感，缩短煮药的时间，是错误的。希望善待生命！

2. 蒸附片、带皮蒸附片、炒附片、炒附片去皮、炮附片、刨附片、黄附片、卦附片用量均为 5～30 克，至少先单煎 2 小时以上，再加入其他药材同熬 40～60 分钟。在前面提到过因为没有先煮，10 克就中毒的医疗事故，使用的就是黄附片，希望大家引以为戒。

3. 黑顺片、白附片、熟附片、盐附子、淡附片用量均为 5～30 克，至少先单煎 1.5 小时，再加入其他药材同熬 40～60 分钟。

读者知道了附子的种类和煮药的时间，虽然算是过了"附子中毒"这一关，但煮药时间太长，会浪费患者很多时间和精力。有没有更方便、省时、安全的炮制方法？那就是孙其新老师的"蒸附子粉"的炮制方法。本书中我的临床医案凡是标注蒸附子的皆是按这种方法炮制的，特将此方法公布于众，同时对孙其新老师的无私奉献表示深深的感谢。

蒸附子粉的炮制方法

1. 选择原料

无硫黑顺片是"蒸附子粉"蒸制的首选原料，其余品种因为毒性过大或者成分流失过多，皆列为次选。

黑顺片又称顺片、黑片、顺黑片。黑顺片原始的炮制流程，就是在种植户进行的原始炮制：鲜附子洗净，泡胆，煮附子，整个过程和白附片类似，将煮后浸泡好的附子捞出，不经去皮，用刀切成 4～5mm 厚的片，将切片放入清水中浸泡 2 日捞起，用红糖染成茶色，取出装入蒸笼连续蒸至片张上有油面为度，炭火烤干即成。蒸制的过程中，有的无硫黄，有的有硫黄，有硫黄烘炕出来的黑顺片，颜色偏黄一些。这几年，国家对硫黄查得比较严，加上设备上的更新，所以无硫黑顺片应运而生。

2. 浸泡技术

首先，将黑顺片1千克放在22型压力锅里，放冷水500毫升拌匀，盖上锅盖焖2.5小时。每隔15分钟，即翻动一次或颠簸一下；焖半小时后，用根筷子蘸一滴浸液点在舌尖上，会感到微苦涩；焖1小时（即第2个半小时），尝后舌尖有微麻辣感；焖1.5小时后，会有明显麻辣感；焖2小时后，会有刺舌感，黑顺片已基本闷透，只是大个、片厚的还有硬心；焖2.5小时后，尝后会有针扎感。此时黑顺片已经没有硬心了，即全部泡软，可进行热压处理了。

3. 热压操作技术

在压力锅中放冷水1～1.2升，然后放入箅子（水要低于箅子），铺上已焖好的黑顺片，盖上锅盖，加热至排气管冒蒸气时，扣上限压阀。当蒸气稳定由限压阀处排气时，应立即调低火力，保持限压阀间歇排气和发生轻微响声。1.5小时后闭火，稍停片刻，然后打开锅盖，凉透后取出烘半干、再晒干。这样处理的制附子，入煎剂就可以免于久煎了。

注意：如果限压阀不是"间歇排气"，而是"持续排气"，说明火急了，容易烧干锅。

要点提示：为什么要焖2.5小时？热压处理的要求，必须把制附子焖软、没有硬心。而个大、片厚的黑顺片，焖2小时还有硬心，所以要焖2.5小时。

为什么附子要加水500毫升，多放水不焖得更快吗？制附子，如同熟地瓜干，是个"慢性子"。它和水多少没关系，如用湿手巾包裹，也可以在同样时间内把它焖透，都得需要2.5小时。问题是水放多了，附子焖透后就会有剩余的浸液，其浸液越多，则有效成分流失得就越多。而1千克黑顺片，放500毫升水，最后正好被全吸收，说明附子有效成分没有流失，这是炮制的关键。

4. 保存

将蒸制 1.5 小时的黑顺片，用刀切成细丝后晒干或晒干后打成玉米粒大小，即可入药不用久煎，并可以长期保存。

经过以上炮制的"蒸附子粉"我在临床中最大用量达到 180 克，都不会中毒，而且药效也不会减少，最低药量我用 10 ～ 30 克也同样会有效果。"蒸附子粉"很好地解决了附子的药效保全与去除毒性之间存在的矛盾。

在大家懂得"附子的炮制去毒性"后，就可以放心大胆地在临床中应用附子了。只需真正知道附子的应用范围，适合中医治疗的 80% 疾病就可以拿下了。

三、附子的应用

目前中医界扶阳派十分流行，以常用附子、干姜、肉桂，特别是大量使用附子并取得十分显著的疗效为特色。有的中医同行问我："此派基本上大多数疾病，都用附子，是不是用药有点偏激了。"我回答："其实这不是用药人偏激的问题，而是人患哪类的疾病从宏观上来说用药是有一定比例的。"

这种统计比例的现象，同样也可以体现在附子的应用上。只要是阳虚证，是寒证，是痛证，基本上都要用到附子。阳虚之人占的比例非常大，人的一生除了青壮年时期阳气相对来说比较旺以外，少年或少年体弱，或中老年之后，大多数时候要用到附子的。特别是慢性病、阳虚证、气虚证、寒证、久病、老年病，用的比例更高。

附子，辛、甘，大热；有毒（没有炮制或炮制不够标准的有毒；炮制合格的基本上是没毒的）。归人体十二经，奇经八脉。大补元阳，固阴止脱，补心养脑，散寒止痛。"为大补元阳，散寒止痛第一药"。

元阳，又称真阳、真火、命门之火、先天之火。是人体生理功能的动力，对人体各脏腑的生理活动有温煦与推动作用。元阳包含肾阳但又不仅仅局限于肾阳，可以说五脏六腑之阳，上至脑髓之清阳，下至人体之肾阳，全身之阳，浑为一体，便为元阳。合则为一，分则为五脏六腑，全身无处不是元阳所到之处也。

元阳是转化元阴的基础，是元阴依存的根本，并能固阴不脱（元阴是全身阴液的根本，对机体各个脏腑器官起着滋润和濡养的作用）。元阳是人体生命的本元，推动人体生长，是人体生理功能的动力。全身所藏之精微，津液，血脉，皆需赖元阳的温养、推动、转化，才能发挥其滋养体内各部分器官组织和繁殖后代的作用，人体元阳犹如天地间的太阳，万物靠其温煦而推动着生长，人体也是如此。太阳的阳光和温度不足，则大地就会处于一种"寒冷得万物停止生长"的缓慢运行状态。若人体元阳不足，细胞的生命活动也会衰退，所以表现为萎靡懒动。大地上的江河湖海，通过太阳照耀的温度，水蒸发为水蒸气，进而下降为雨，滋润万物。如果没有了太阳的蒸发，即容易导致江河泛滥，还容易导致江河之水不能蒸发于空中，汽化成雨水而滋养万物。人体内水分的消耗与代谢，也取决于元阳的蒸腾作用。如果阳气衰微，对水液蒸腾消耗不足，则多余水分蓄积体内，导致舌体胖大。舌体胖大，受牙齿挤压而出现齿痕，犹如江河泛滥一样。同时，元阳不足，不能鼓动脉管，所以脉象沉细无力，犹如冬天太阳照射不足，温度不够，汽化雨水变少，江河水流量比夏天的水流量变少一样。其余如脾胃消化的功能，也需要元阳的温煦，才能完成正常的腐熟水谷和运化精微的任务。如果元阳不足时，则进入胃中的食物也就无法很好地"腐熟"（消化），而直接从肠道排出，出现大便中夹杂未消化食物的"完谷不化"的病症。

总之，元阳犹如太阳和适宜的温度一样，推动着人体的生长，转化，各脏腑功能的正常运行，是人体生命活动力的源泉。而附子就是大补元阳的首选药，故而，附子的功能作用十分重要，因为元阳太重要了。

1. 整体阳虚证

畏寒肢冷，口淡不渴，或渴喜热饮，自汗，小便清长，或尿少浮肿，大便稀溏，面色㿠白，舌淡胖嫩，苔白滑，脉沉迟无力。可兼有神疲，乏力，气短等表现。

病机：阳虚温煦失职，则畏寒肢冷；不能固摄，则见自汗；不能温化津液，则见口淡不渴，或渴喜热饮，大便稀溏，小便清长，或尿少；不能输布津液，水气泛溢，则见面色㿠白，浮肿，舌淡胖嫩，苔白滑；推动无力，则脉沉迟无力；阳气亏虚，则见神疲，乏力，气短等症。

2. 五脏阳虚证

(1) 心阳虚证：心悸，自汗，神倦嗜卧，心胸憋闷疼痛，形寒肢冷，面色苍白。

(2) 脾阳虚证：面色萎黄，食少，形寒，神疲乏力，少气懒言，大便溏薄，肠鸣腹痛，每因受寒或饮食不慎而加剧。

(3) 肾阳虚证：腰背酸痛，遗精，阳痿，多尿或尿不尽，面色苍白，畏寒肢冷，下利清谷或五更泄泻，舌质淡胖，有齿痕。

3. 寒证

一切沉寒痼冷之疾，寒证有外寒和内寒之分。

(1) 外寒：寒邪由外侵入机体而致病，又有伤寒，寒痹和中寒之细分。

①伤寒：外感寒邪，客于肌表，阳气运行不畅，腠理闭阻，恶寒，发热，无汗，头项强痛、身痛、苔白、脉浮紧。风寒咳逆邪气，是寒邪之逆于上焦也。治宜辛温解表。佐以麻、辛之雄，此乃"温阳驱表"的补阳散寒法也。②寒痹：寒邪伤络或筋骨、关节疼痛较剧，痛有定处，四肢拘急，屈伸不利，拘挛膝痛，得热痛减，遇寒加剧，不能行步，是寒邪着于下焦筋骨也。治宜温经散寒。③中寒：寒邪直接伤里，腹痛腹泻、肠鸣、呕吐清水，或战栗身凉，四肢冷，脉伏，治宜温中散寒。佐以姜、桂之热，此乃"温阳速生"的救阳法也。

(2) 内寒：阳气虚弱后各脏腑功能低下，衰退出现阳虚里证，畏寒肢冷，气短、唇青、腹胀便溏。纳差，腰脊冷痛，小便频数，男子阳痿，女子带下清稀。坚积聚血瘕，是寒气凝结，血滞于中也。

4. 阳虚寒盛证

阳气亏虚，寒邪显盛的证型，就是前两条的混合证型。

5. 亡阳欲脱证

大汗淋漓或冷汗淋漓、汗出如珠，面色苍白，畏寒蜷卧，四肢厥冷，精神萎靡，神情淡漠，肌肤不温，手足厥冷，面色苍白，呼吸微弱，渴喜热饮，舌淡苔白或润，脉微细欲绝，或浮数而空。

病机：亡阳欲脱证一般是在阳气由虚而衰的基础上的进一步发展，但亦可因阴寒之邪极盛而致阳气暴伤，或因大汗、失精、大失血等阴血消亡而阳随阴脱，或因剧毒刺激、严重外伤、瘀痰阻塞心窍等而使阳气暴脱。

亡阳证较亡阴证在危急程度上更进一步，危在旦夕，急当救治。元阳不能独存，必须依据元阴而有，故而大汗、大泻必失元阳，故大补元阳的附子为首选。大喘，体虚中风卒倒等症，亦必仗此大气大力之品，方可挽回。

6. 阴寒证

(1) 阴毒证：症见面目发青、四肢厥冷、咽喉疼痛，以及身痛、身重、背强、短气呕逆等。又背疽、脑疽、瘰疬、鹤膝风等之不红、不热、不痛、不肿者，亦称"阴毒"。王好古创阴毒六歌，阐释阴毒症状及治疗：阴毒伤寒身体重，背强眼痛不堪任。小腹痛极口青黑，毒气冲心转不禁。四肢逆冷惟思吐，咽喉不利脉沉细。若能速灸脐轮下，六日看过见喜深。

(2) 寒疝：一种由脾胃虚寒，或产后血虚，复感风寒外邪，或坐卧湿地，或寒月涉水，或冒雨雪，或卧坐砖石，或风冷处使行房事，结聚于腹中而致的急性腹痛病症。症见：脐周绞痛、冷汗、手足厥冷、脉沉紧；甚则全身发冷恶寒、不欲食，四肢冷木；阴囊冷痛、肿硬如石、痛引睾丸、阴茎不举、喜暖畏寒、遇寒即发、形寒肢冷等。

(3) 中风：别名脑卒中，脑血管意外，脑血管病。由于这个病来势较快，病势险恶，变化多端，犹如自然界的风一样"善行多变"，所以，古代医学家把这类病称为"中风"，有些医生也称此病为"卒中"。也是说这种病的发生较突然的意思。其中的"卒"即突然的意思，"中"则为得中，脑血管突然得了病，所以有些医生把这类病称为"卒中"。

另外，这种病由于它的发生是脑血管意外地出了毛病，因此，又叫脑血管意外。

(4) 痰厥：指因痰盛气闭而引起四肢厥冷，甚至昏厥的病症。患有慢性支气管炎、支气管哮喘、肺气肿等慢性病的老年患者，经常动不动就猛烈咳嗽一番，导致有时意识短暂丧失，甚至发生晕厥跌倒的现象。按中医理论来说，这是痰气上逆所致，故称之为"痰厥"。

(5) 气厥（阳虚型）：本病多因元阳衰竭强烈加上精神刺激使气暴逆于上，而致猝然倒地，不省人事。为常见急症之一。阳虚型为阳气虚卒倒者，多全身无力，面色清白，全身微冷，脉微弱。或眩晕昏仆，面色淡白、汗出肢冷，气息微弱，脉沉微等，类似于低血压或低血糖的昏厥。

(6) 柔痉：证见身热汗出，颈项强急，头摇口噤，手足抽搐，甚则角弓反张，脉沉迟。

(7) 癫痫：癫痫是慢性反复发作性短暂脑功能失调综合征。以脑神经元异常放电引起反复痫性发作为特征。癫痫是神经系统常见疾病之一，患病率仅次于脑卒中。

(8) 慢惊风：慢惊风多出现于久病中虚，或大病之后，以抽风、形瘦、腹泻等为主要证候。亦多见于3周岁以内的小儿。慢惊风来势缓慢，以反复抽搐为特征，基本上没有发热，或仅有低热，皆适合附子治疗。

(9) 风寒湿痹：风寒湿痹。关节酸痛或部分肌肉酸重麻木，迁延日久可致肢体拘急，甚则关节肿大。

(10) 头风：头风有正头风、偏头风之分，痛在头之当中者，为正头风；痛在左半部或右半部者为偏头风。此病有时隐隐作痛，时痛时好，有时畏风畏寒，风寒起，痛不可忍。

(11) 肾厥头痛：头顶痛不可忍，四肢厥冷，胸脘痞闷，多痰，脉弦等。

(12) 暴泻：相当于西医的急性胃肠炎，多在夏秋季突然发病，并多有误食不洁食物的病史，有呈暴发性流行的特点，病人多表现为恶心、呕吐在先，继以腹泻，每天3～5次，甚至数十次不等，大便呈水样，深黄色或带绿色，恶臭，夹未消化食物，一般无黏液脓血。可伴有腹部绞痛、腹痛多位于脐周或上腹，呈阵发性钝痛或绞痛。伴发热、头痛、周身不适、四肢无力等全身症状。大便常规检查及粪便培养，血白细胞计数可正常或异常，病人以恶心、呕吐为表现者称急性胃炎；以腹痛、腹泻为表现者常称为急性肠炎；临床上往往恶心、呕吐、腹痛、腹泻同时并见，故亦称急性胃肠炎，呕吐、腹泻严重者，可有脱水、酸中毒，甚至休克。

(13) 脱阳：①指阳气耗伤太过，以致神气不藏而出现幻觉、幻视、神志异常、或大汗淋漓、手足逆冷、蹻卧神疲等症状。②还有一种"脱阳"，其病是房事时精液流泄不止，立刻致死，西医认为这种病是心脏停搏，往往来不及急救，在送医途中就死去。中医遇到此病，用独参汤急救，所谓独参汤，就是用大量人参一味，煎汤送服。可是临时煎汤，时间上可能来不及。为急救计，立刻用人参粉末五克，附子粉二克，温开水送服，亦有救回生命的可能。

(14) 久痢：痢疾日久不愈，又称"迁延痢"。临床表现为大便常带黏液血液，排便时腹部隐痛，排出无力，甚或脱肛，食欲减退，形体消瘦等。本病可见于慢性结肠炎（包括溃疡性结肠炎）、局限性肠炎、溃疡性肠结核、慢性细菌性痢疾及阿米巴痢疾等疾病。

(15) 寒疟：因寒气内伏，再感风邪而诱发的一种疟疾。临床表现有寒多热少，日发一次，或间日发作，发时头痛，无汗或微汗，胸闷纳呆，泛恶，苔厚腻者，脉弦紧有力等。

(16) 反胃：反胃是指食后脘腹闷胀、宿食不化、朝食暮吐、暮食朝吐为主要临床表现的病症。

(17) 久漏：又名久漏疮，指肛漏日久不瘥，脓水清稀，不能收口者。

(18) 冷疮：疮疡之一种，"凡身体发疮，皆是风热所为，然血虚者，亦伤于邪，若重触风寒，则冷气入于疮，令血涩不行，其疮则顽，令不知痛痒，亦经久难差，名为冷疮。"多因气血素虚，加感风寒之邪，而伤肌肤所成。证见其疮成多顽滞而不知寒热，不知痛痒，形色多现

医话篇

寒象，破溃则甚难敛愈。

(19) 虚寒性的癌症肿瘤。

(20) 急救：对于危重病的阳气欲脱，四肢逆冷，脉象衰微者的病症，附子能大补元阳，服之有起死之殊功。附子能使自下而上而脉生，周行通达而厥愈。

四、附子的禁忌证

1. 实热证

邪热亢盛，内外俱实的病证。因患者平时身体壮实或温热邪入侵，里热炽盛，或痰瘀，宿食阻滞所致。证见壮热烦躁，面红目赤，渴喜冷饮，胸痛痰黄、腹痛拒按，大便秘结，小便短赤，舌红苔黄，脉洪数、滑实等。治宜清热泻火，选用白虎汤、调胃承气汤、小陷胸汤、防风通圣散等方。在实热证初期时，禁止单用或重用附子，以免"火上浇油"，助邪生热，但实热证拖延时间过久，元阳受损，可以酌情加入附子，但要注意和清热药的搭配以及比例。掌握好"清热不伤阳，扶阳不助热"的平衡。

2. 阴虚证

临床表现形体消瘦，午后潮热，五心烦热，或骨蒸痨热，颧红盗汗，大便干燥，尿少色黄，舌红绛少苔或无苔，脉细数。在阴虚证中，附子只能少用而且必须配伍大量的滋阴清热药方可。如"医圣"张仲景用附子杂于苓、芍、甘草中，杂于地黄、泽泻中，此乃"阴阳互生"的补虚法也。

3. 孕妇

一般情况下，孕妇禁用或慎用，特殊病情需由经验丰富的中医师酌情使用。

五、附子的作用反应及注意事项

1. 作用反应

(1) 附子在正常人体状态的作用反应：蒸附子在汤剂中，即使一次服用 120 克，也不会中毒，也不会产生太热的现象。

（2）对证的状态下：不但不会有不良反应，而且所治疗的病症能够大大缓解和痊愈。

（3）反证的状态下：如果在实热证和阴虚证中，单用或重用附子，往往会使热象增加。

2. 注意事项

（1）传统认为，附子不宜与半夏、瓜蒌、天花粉、贝母、白蔹、白及同用。（作者在临床上验证，"蒸附子粉"同姜半夏是可以配伍的，目前服用的患者，数以千计，未发现一例患者中毒。）

（2）附子补阳为第一，但其热性却不及干姜，故而温热病中后期或热证夹有阳虚体质者也可以应用，只要调整好寒热药的配伍比例。

（3）孕妇一般禁服或慎服，当孕妇有特殊病情需要时，必须由临床经验丰富的中医师来决定使用与否。

（4）生附子有麻醉作用，外用能祛风湿和止痛，但生附子绝不可内服。

六、附子的相关资料

根据李春桃研究，附片的《药典》规定剂量为 3 ～ 15 克，以作为法定的安全使用范围。然而在临床上，只要炮制去毒，附子的剂量可以显著超过《药典》标准，一般剂量在 30 ～ 350 克，最高达到 700 克，而且大剂量附片，只要炮制合格，在难治性疼痛性疾病治疗中疗效明显。典型病例如下。

病例 1：患者，女，48 岁。主诉乏力，肌肉疼痛，四肢麻木，晨僵，查手指关节有变形，自觉疼痛，行走困难。2005 年 5 月初诊，查类风湿因子（RF）阳性，舌淡脉弱，诊断为类风湿关节炎（RA）。附片剂量在 60 ～ 120 克之间，每周或间周复诊。4 个月后，疼痛减轻，行走恢复正常。未出现中毒现象。

病例 2：患者，男，70 岁。2003 年 3 月确诊为肺心病。前期附片剂量为 700 克，3 个月后剂量为 500 克，症状控制并保持稳定。未见中毒现象。

病例3：患者，女，44岁。2006年11月起门诊治疗。自觉头痛，右面部麻痹感，轻微浮肿，四肢麻木疼痛，手指肿痛。CT检查提示，颈$_{3\sim4}$、颈$_{5\sim6}$椎间盘突出。类风湿因子（RF）、抗链球菌溶血素O（抗O）、血沉正常；舌边齿痕深，舌淡，脉微。诊断为气血虚弱，寒湿阻滞伴瘀血。附片剂量以30克、60克、100克、120克、200克递加。1日1剂，每周复诊。2个月后，面部感觉好转，浮肿基本消失，头痛减轻。后附片剂量减至60克维持。半年后，手指及腿部麻木疼痛感减轻，继续治疗，未见中毒症状。

以上病例证明，大剂量的附片在重症治疗中，只要炮制合格，不但不会中毒，反而对减轻疼痛效果明显。而且患者肝、肾功能均无明显异常，也未发现其他中毒反应情况。附子的应用范围和适合病症，在临床中实在是太广泛了！根据近代真正领悟仲景思想奥秘的医家医案记载，附子的使用率达到80%以上。卢崇汉教授，临床附子使用率几乎为100%，卢教授还说："如果能够很灵活圆通地解决四逆法、桂枝法的运用，可以说你一生在临床上遇到的问题，你能够解决九成以上"。

◆ 大补元气第一药——药中之圣谈黄芪

大补元气最重要的一味药就是黄芪。黄芪有"补气之长"的美誉，故而传统又名黄耆，即为年长之意。黄芪实乃一味济世良药，因为其价格低廉，适应证非常广泛，所以容易惠及于普通大众，犹如人中的圣人，孔子、王阳明，虽非帝王，却惠及万物。

一、黄芪的功效

性味归经：味甘，性微温。传统认为归肺、脾、肝、肾经。实则黄芪的药力是全身无处不到，形所在，则元气无不至。

功能作用：大补元气，益血化津，运化水湿，生肌长肉，固液升清。

适宜人群：身体虚弱，面色黄白缺乏光泽者。骨骼不健壮，手腕和足腕偏细，皮肤黄白者。易浮肿、肌肉松软者，平时易出汗，畏风，遇风冷易于过敏者。

二、黄芪的应用

黄芪主治元气亏少的所有病症，如体虚自汗，久泻，脱肛，子宫脱垂，慢性肾炎，体虚浮肿，慢性溃疡，疮口久不愈合等，难以尽述。总之，一切气虚证，一切慢性炎症，一切亏损病，无不需要。

1. 益气固表

生用黄芪，有益气固表、利水消肿、脱毒、生肌的功效，适用于自汗、盗汗、血痹、浮肿、痈疽不溃或溃久不敛等症。黄芪配防风者，以防风能通达上下周身之气，得黄芪而生，黄芪达表，防风御风，外来之风得黄芪而拒绝也。故而，黄芪配防风治疗体虚感冒甚效，再加炒白术，更能止汗固表即玉屏风散是也。

2. 补气养血

蜜炙黄芪有补气、养血、益中功效，适用于内伤劳倦、脾虚泄泻、气虚、血虚、气衰等症。

3. 降血压

现代医学证明，黄芪具有降低血液黏稠度、减少血栓形成、降低血压、保护心脏、双向调节血糖、抗自由基损伤、抗衰老、抗缺氧、抗肿瘤、增强机体免疫力作用，可用来治疗心脏病、高血压、糖尿病等症。黄芪还能扩张血管，改善皮肤血液循环和营养状况，故对慢性溃疡久不愈合者有效。其还能消除肾炎患者的蛋白尿，保护肝脏，防止肝糖原减少。

4. 利水消肿

脾脏主运化水湿，脾气虚、则运化不力，黄芪既能补脾益气治本，又能利尿消肿治标，是治疗气血水肿的重要药物之一。

5. 生津养血

黄芪本身具有养血的功效，而且通过补气的作用又有助于生血，因此黄芪也常被用于治疗血虚萎黄及气血两虚证。

6.抗肿瘤

黄芪中有效成分黄芪多糖与抗肿瘤药物合用有增效减毒之功，即增强抗癌效果，减轻副作用。

禁忌人群：腹胀、风热咳嗽、感冒者；表实邪盛，气滞湿阻，食积停滞，痈疽初起或溃后热毒尚盛等实证，以及阴虚阳亢者忌食。

三、黄芪的相关资料

医案1：张锡纯在《医学衷中参西录》中说，《神农本草经》谓黄芪主久败疮，亦有奇效。奉天张某，年三十余。因受时气之毒，医者不善为之清解，转引毒下行，自脐下皆肿，继又溃烂，睾丸露出，少腹出孔五处，小便时五孔皆出尿。为疏方：生箭（即生黄芪）、花粉各一两，乳香、没药、银花、甘草各三钱，煎汤连服二十余剂。溃烂之处，皆生肌排脓出外，结疤而愈，始终亦未用外敷生肌之药。

医案2：陈富山认为，黄芪为补气要药，《神农本草经》云能治"大风癞疾"，遂重用黄芪，配伍养血和营之品，治疗顽固性老年皮肤瘙痒症收效甚佳。共治疗11例，男9例，女2例，年龄55～74岁，病程6个月～4年。均经西医皮肤科确诊，服用多种西药及外涂多种药液乏效。治以益气养血，和营祛风。

◎ 元气、宗气、营气、卫气

　　元气最初来源于父母之精的化生，而后由后天水谷精气、自然清气、元阳蒸发元阴转化而的"和合"之气，结合而成元气。元气，指人体组织、器官生理功能的基本物质与活动能力。主要表现为思维反应正常，睡眠好，能吃能喝消化好，能跑能跳心不慌，不咳不喘气顺畅，气色良好声音亮。气旺则体健，气衰则体弱。元气是人体生命活动的根本能量，也是生命根本的所在，所以元气本质上支持着生命的存在，没有元气，就没有生命。人体是"气聚则生，气散则死"，人体气力的大小，关键就在于这个"元气"。人的一生，过了青壮年，不断耗散元气，而到了最后生命将终之时，人体内的元气终于耗尽，身死气先散。所以说元气的多少，关系着生命的长短。元气的作用是多方面的，它通过经络运行于人体全身，五脏六腑得到元气的推动激发，从而发挥各自的功能，维持人体的正常生长发育和活动。元气分则为五脏六腑之气，合则为浑元一气。五脏六腑之气的产生都来源于元气。因此，元气充足，脏腑功能就强健，身体就健康。如果先天不足，或者久病而损伤元气，则身体衰弱，也容易感染其他疾病。所以，中医学家以培养元气为治病之本。

　　"宗气"是自然界吸入的氧气和由脾胃消化产生的水谷的精微结合而成的。它形成于肺而聚于胸，具有帮助肺脏进行呼吸和贯通心脉以行营血的作用。因此，呼吸声音的强弱，血气的运行，肢体的活动能力，都与宗气有关。宗气不足，则可以引起血脉凝滞的病变。

　　"营气"是运行在卫气里面，属阴，归足太阴脾经管理，是主运化，脾胃转输于肺中的精微物质，它进入脉道成为血液的组成部分，随血液运行于周身。它的功能除了化生血液外，还有营养全身的作用。

"卫气"是肾中阳气所化生，归足太阳膀胱经管理，是人体的守护神，出自下焦，滋养于中焦，升发于上焦。卫气在发挥其功能时，必须依靠中焦脾胃化生水谷精微之气。卫气和营气一样皆生于水谷，其清者为营，浊者为卫，营在脉中，卫在脉外。卫气虽然行于脉外，却敷布全身，内而脏腑，外而皮毛，都有一种温暖和保卫的作用，是阳气的一部分，能使毛孔开合抵抗外邪。所以"卫气者，所以温分肉，充皮肤，肥腠理，司开合者也"。卫气虚则易汗、易感冒。

◎ 元气的六大作用

· 推动作用：元气能推动和激发脏腑功能，推动血气生成和运行，输送营养物质和代谢废物，促进人体的消化、吸收和排泄等功能。元气不足时，其推动作用减弱，影响血气运行和营养物质的输送，会导致人体器官组织缺血、缺氧，继而出现头晕耳鸣、腰膝酸软、形体消瘦等。

· 固摄作用：元气可固护、统摄精血津液等营养物质，防止无故流失，保持内脏器官位置稳定，保障它们发挥正常的生理作用。

· 防御作用：元气构成人体的防御体系，对各种致病菌、病毒、有害物质等的入侵有预警、防御和驱逐的作用。元气不足时，其防御作用减弱，人体的抗病能力也随之下降，体弱多病、弱不禁风，容易出现头痛脑热、感冒发热、流鼻涕等。

· 激发作用：元气能保障人体内能量代谢、储藏、转化顺畅，促进人体新陈代谢，激发营养物质的相互转化，保障人体的能量供给。元气不足时，其转化作用减弱，人体的各种新陈代谢将出现异常，导致各种代谢性疾病，如肥胖、糖尿病、痛风等。

·蒸腾作用：元气能平衡血气、扶正固本，全面调节人体的内分泌的平衡。其蒸腾作用使气顺血活，活跃脏腑，达到经络为本，气血为用。元气不足时，其平衡作用减弱，人体的内分泌将出现紊乱，气和血的平衡遭到破坏，影响正常的脏腑运行。

·温煦作用：元气可以温煦人体，维持体温，保障各器官组织的正常功能。元气不足的人冬天特别怕冷也是其温煦作用减弱所致。元气不足时，其温煦作用减弱，人体的体温将出现异常，导致持续高热，也可能突然地出现体温下降，面色苍白，四肢厥冷，脉微欲绝等。

◆ 辛温解表第一药——祛风散寒首麻黄

一、麻黄的基本情况

释名：味麻，色青黄，故而名麻黄。

性味归经：辛、微苦，温。归肺、膀胱经，但不仅仅限于此二经。

歌诀：

辛温微苦宣散猛，风寒感冒均为主，风热感冒可少佐。

凉药少加防冰滞，寒性咳喘风湿痹，遇寒加重皆可入。

宫寒痛经兼肠寒，阴寒水肿小便阻，升阳提气止遗尿。

少量强心多耗心，西医炎症分寒热，寒炎为主热相辅。

体表皮肤诸烂疮，阳疮莫超清热药，眼疾寒热君臣调。

头昏浑沉脑部疾，芪附辛葛麻黄加，阳不化气肿瘤益。

血压气机双向调，麻黄诸用难尽数，融会贯通需反三。

耗气拔阳能伤阴，若配芪参附地麦，禁忌虽禁亦无禁。

二、麻黄的应用

1. 散寒退热

麻黄性温故而治疗寒证，味辛故可散寒外透，寒邪郁滞引起的发热，自然可解。

风寒感冒为主药，如李凤林用麻黄汤（麻黄9克，桂枝6克，杏仁12克，炙甘草3克）治疗小儿发热属太阳伤寒证者305例，结果痊愈294例，治愈率96.5%，好转6例，好转率1.8%，无效5例，无效率1.7%，总有效率达98.3%。

风热感冒为辅药，大量的清热解毒药里面少加麻黄，不但可以更好地化寒凉药为辛凉，退热更快，而且可以避免单用寒凉药伤阳，产生"冰滞"的现象。如陈曙晖、张萍，麻杏石甘汤加味 [麻黄6克，生石膏45克，杏仁10克，甘草6克，羌活10克，荆芥10克，板蓝根30克，前胡10克，炒牛蒡子10克，薄荷（后下）6克] 治疗风热感冒152例，痊愈141例。

小儿夏季发热无汗，寒凉药配少量的麻黄可以变辛凉，将会更有利退热，特别是无汗的患者。如孙海龙用麻黄3克、生石膏10克、杏仁5克、甘草3克，治疗50例小儿夏季发热无汗者，40例3～8剂药后症状消失，10例体温有所下降。如果感冒之人原本体质气虚者可以加生黄芪，元阳不足或少阴之心肾阳虚者需加蒸附子。

2. 止咳平喘

麻黄味辛能宣肺发散，微苦能平喘止咳。可治疗各种原因引起的哮喘。若兼有水湿内停，可配祛寒化饮的干姜、细辛、半夏，加强散寒祛痰止咳作用，如小青龙汤。如属肺热喘咳，可配石膏同用，以清泄肺热平喘。

3. 风湿寒痹

坐卧湿地，感受寒湿所致，风湿关节痛、坐骨神经痛、头痛，多可用麻黄来疏通经气，于全身脏腑经络，莫不透达，而又以逐发风、寒、湿为主治之大纲。但一般用量作用甚微，不足以除此沉疴，常须用至15～30克，同时为防止气虚阳脱最好配以大量生黄芪、党参、蒸附子。

4. 化水消肿，发汗通小便

麻黄性温故而化水为气，味辛故可上宣水气，下利小便，西医的急慢肾水，前列腺炎皆可以治疗。

5. 升阳提气止遗尿

麻黄具有双向调节作用，既能利水消肿通小便，同时还能升阳提气止遗尿，使人体的膀胱功能保持正常的范围，避免膀胱功能不过和不及。王志红麻桂缩泉汤（炙麻黄、山药、桑螵蛸各9克，肉桂、乌药各6克，益智仁6～10克，通草3克）治疗小儿遗尿症17例。治愈率100%。

6. 肠寒冷泻、寒性肠炎

麻黄性温可散寒，味辛可升阳提气，故肠寒冷泻有速效。郭松河用中药麻黄、前胡治疗无明显脱水和电解质紊乱的小儿腹泻138例，疗效满意。男82例，女56例。年龄4个月—3岁，病程0.5～4天。均每日腹泻黄色、黄青色稀水样或蛋花样大便5～15次。大便常规检查正常者104例，有少量白细胞和脂肪球者34例。麻黄2～4克，前胡4～8克，用水煎成300毫升左右，稍加白糖频服，每日1剂。临床症状消失126例，占91.30%。服药1剂治愈者52例，2剂者72例，3剂者2例。

7. 麻黄的少量强心与大量耗心作用

少量使用麻黄对心脏有强心作用，使心脏收缩力加强，如果单独大量使用麻黄，反而心脏首先短期过于兴奋，然后出现汗出虚脱的危象。所以，针对心慌、气短、心动力不足，以少量麻黄配合强心的蒸附子、生黄芪、党参、桂枝可以治疗各种心脏病。

8. 寒性炎症

麻黄性温故而对消除寒性炎（不管西医叫什么炎症，只要怕寒遇冷加重的病）十分有利。

9. 感染化脓性炎症

感染化脓性炎症往往多夹杂中医所谓的热毒，故而麻黄需配清热解毒之药。

汪渭忠、罗裕民临床经验，麻黄非唯施治阴寒证有功，若与大剂清热解毒药为伍，阳证疮痈也卓有其功。常建林、张学珍采用麻黄汤加减治疗急性乳腺炎 71 例，疗效颇佳。麻黄 10 克，桂枝 10 克，杏仁 10 克，甘草 9 克，蒲公英 30 克，金银花 15 克。急性乳腺炎 71 例，痊愈 63 例，有效 7 例。

10. 麻黄在眼科中的应用

眼科名家陈达夫先生目疾六经辨证大法有云：凡目疾，无外症而暴盲，为寒邪直中少阴，玄府（毛孔）闭塞所致，当用麻黄附子细辛汤温肾散寒。附子温少阴之里；麻黄开太阳之表，即是启玄府之闭；细辛直入少阴，托邪外透。

11. 麻黄在脑中风、脑血管疾病的应用

麻黄配附子、生黄芪、人参、葛根、莪术、桃仁、红花能够宣发阳气于脑，活血化瘀，对脑血管疾病治疗和恢复，十分有必要。

12. 麻黄的止血作用

麻黄辛温有升阳提气的功能，所以对气虚型的月经过多、崩漏、宫颈溃疡、气虚不摄之出血，配上生黄芪、熟地黄有很好的止血作用。

13. 麻黄对全身气机功能的恢复

人体气机原本就有宣发和肃降功能。当人体气机因为宣发受阻而无法肃降时，麻黄可以通过宣发气机，从而达到气机恢复肃降的功能。麻黄更能够升阳提气，故可治疗子宫下垂、脱肛、月经过期不止，皆因麻黄有恢复气机升提的调节作用。

14. 麻黄在癌症肿瘤增生方面的应用

《神农本草经》谓麻黄还能"破癥坚积聚"。青龙虚啸汤对肺癌患者，只要是舌淡苔白的咳喘、胸闷，就有很好的缓解作用。

15. 其他方面的应用

麻黄对慢性溃疡、颈淋巴结结核、糖尿病皮肤溃烂和慢性骨髓炎有很好的疗效。

三、麻黄的用药禁忌

麻黄发汗力较强，故气虚自汗及阴虚盗汗，喘咳由于肾不纳气的虚喘者，实热病证，均应慎用，少用或不可单用麻黄。麻黄辛温能够兴奋中枢神经，多汗、失眠患者均应慎用，少用或不可单用麻黄。欲从内往外透风、寒、湿之邪，欲疏通经络，欲升阳提气最好用生麻黄，如果体虚之咳喘则用炙麻黄。

破禁： 如果表虚自汗同时有外感风寒者，可以在大剂量的生黄芪炒白术中少加麻黄，阴虚者加熟地黄、炒白芍，肾不纳气者配蒸附子、生龙骨、生牡蛎，实热病证配以大量的清热泻火药，皆可酌加麻黄。

注意： 麻黄应用莫走两端。一是不敢用，面对元气不虚、心肾阳不弱，同时适合麻黄的适应证，而缩手缩脚不敢用之，或者用药达不到量，无异于"杯水车薪""望洋兴叹"，眼睁睁看着，病痛难除，此乃"图安而败"矣。一是胆大又无知的孟浪之辈，不查患者之体原本就气虚阳亏或久病危病急病造成患者已经呈现"气欲脱，阳已浮"的状态，此时反而单用或者重用麻黄超过益气温阳药，结果极易造成患者"气散阳脱"而危亡，此乃医之罪也，无异于"持刀杀人"，学医者，敢不慎乎！

◆ 外感内伤第一药——攻补兼备数桂枝

一、桂枝的基本情况

释名： 桂树的树枝，故而名桂枝。

性味归经： 性温；味辛，甘。

歌诀：

温阳甘补辛散弱，麻黄散寒桂枝风。

风寒往往麻桂组，风寒郁热可降温。

肢冷身寒又温阳，体虚外感最相宜。

辛温寒饮止咳喘，风寒湿痹皆可入。

能散能温能升降，若配炒芍阴阳调。

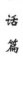

二、桂枝的功效

1. 散风祛寒退热

桂枝辛温能散风祛寒退热，甘可以补益，故可治疗体虚风寒感冒。

2. 止咳平喘

桂枝味辛能宣肺发散，性温祛寒化饮，可治疗风、寒、水饮引起的哮喘。

3. 祛湿温经

桂枝辛温故可散寒祛湿，温通经脉，止疼解痛；若加麻黄、附子、独活，祛"风、湿、寒"力量更强；若加白芍、知母等清热药还可以治疗湿热痹。

4. 其他

化水消肿，发汗通小便；温阳强心

三、桂枝的适应证

1. 寒性炎症

对于西医所说的肺炎、鼻炎、胃炎、肠炎、宫颈炎、尿道炎、前列腺炎、附件炎、附睾炎等，只要是遇冷加重或延缓不愈者，桂枝皆有效。

2. 化脓性炎症

化脓性炎症往往多夹杂中医所谓的热毒，故而桂枝需配清热解毒赤芍，牡丹皮加上利湿的茯苓和活血化瘀的桃仁等效果甚佳。

3. 遇寒冷而加重的皮肤病、冬季皮肤瘙痒症及冻疮

刘兴华用桂枝 100 克，麻黄 40 克煎剂局部涂擦治疗习惯性冻疮 66 例，痊愈 48 例，显效 12 例，有效 6 例，总有效率 100%。

4. 肿瘤及增生、囊肿

中医学认为，卵巢囊肿的发生多以寒邪内袭，水湿积聚，血脉凝滞，水瘀互结于冲任二脉为病机关键，以致形成囊肿。桂枝为辛散温通之品，既能温通经脉，又能通阳化气。其可奏驱散寒邪，化气利水，通脉化瘀之效，可解水瘀互结之势，自能达软坚消肿之目的。

5. 其他

(1) 桂枝对全身气机功能的恢复有益。桂枝辛温既可以升发提气，也可以平冲降逆气。

(2) 桂枝对血压和免疫力有双向调节作用。

(3) 桂枝对慢性溃疡、糖尿病皮肤溃烂和慢性骨髓炎有很好的疗效。

(4) 桂枝对寒性痛经、胃寒胃痛、场寒冷泻、寒性肠炎等有较好作用。

四、桂枝的用药禁忌

桂枝虽然发汗力较弱，但毕竟有辛散性，故气虚自汗及阴虚盗汗，喘咳由于肾不纳气的虚喘者，实热病证，少用或不可单用桂枝。桂枝辛温能够兴奋中枢神经，多汗、失眠患者均应慎用，少用或不可单用桂枝。常用量 6 ～ 50 克，体虚之人，少阴心肾阳虚者，需少用或配补气滋阴，人参、党参、制附子、生黄芪、炒白芍、地黄、怀山药、山茱萸之品。实热病症，桂枝在配方中的用药比例不可以大过寒凉药，否则会"火上浇油，助纣为虐"。

破禁：如果表虚自汗同时有外感风寒者可以在大剂量的生黄芪炒白术中少加桂枝，阴虚者加熟地黄，炒白芍，肾不纳气者配蒸附子、生龙骨、生牡蛎，实热病证配以大量的清热泻火药，皆可酌加桂枝。

用药总结：能用麻黄之病症或体质皆可以用桂枝，但能用桂枝未必皆可以用麻黄。

医
话
篇

◎ **麻黄与桂枝药效对比**

桂枝的温性和辛味与麻黄是共有的，故功能作用有很大的相似性，但桂枝辛温与麻黄的力量相比，偏弱善散风，麻黄偏强善散寒，所以治疗同样病症时，桂枝的用量要 2 倍以上，才能抵得上麻黄的作用。桂枝的甘性是麻黄所没有的，故桂枝的补性，要偏胜于麻黄，而且对人体内的阳和气几乎没有耗散性，所以气虚，少阴心肾阳虚的患者，中小用量，在所不禁。

凡是可以用麻黄的病症和体质必可用桂枝代替，但用桂枝的病症和体质未必可以用麻黄代替，因为体虚之体。能承受桂枝之辛散，却未必能承受麻黄之耗散。所以，体虚有汗之人，老幼，文弱之人受风寒湿外邪致病时，多用桂枝。

学习中医的有效方法

◆ 学习中医的有效方法

在付出相同的精力和相同的时间下，中医的学习方法决定着你是"事倍功半"还是"事半功倍"。如果你是为了考证，请按国家教材课程的步骤学习即可。如果你是为了临床，按我以下的建议的学习步骤来，绝对可以在最短时间内掌握中医临床实用技术。

中医学习第一阶段：专！由专而入！

医圣张仲景的《伤寒论》是首选教材。《伤寒论》的具体学习内容又分为"伤寒六经"医理的学习方法和"经方"的学习方法。

"伤寒六经"的学习方法是，先选古今一家的《伤寒论》注解来读，必须完全理解了后，再去读另外一家的《伤寒论》注解。这样即可以将"伤寒六经"学得很扎实，又可以避免固守一家之言的局限。

"经方"的学习方法是把《伤寒论》中的所有关于方剂的古今医案和临床资料，尽最大可能搜集到，并一一进行研读。按这种方式，你将会在最短时间内掌握中医的临床技术。

我个人推荐当代的《伤寒论》医理研究的名家有：简洁明了的李

克绍，朴实无华的胡希恕，传承经典的刘渡舟。古代的《伤寒论》医理研究的名家有：深入浅出的陈修园，融会贯通的黄元御，古朴深邃的成无己。当然读者也可以根据自己的喜好而选择自己喜欢的注解医家。注解的医家唯一选择标准是，《伤寒论》的注解者，必须有一定的临床基础，否则很可能是"纸上谈兵"，临床实用性不强。

"经方"学习时，就不要受某一家的局限了，搜集的医案和资料，要越多越好。因为"经方"没有一定"量"的积累和研读，是很难达到"质"变的。

当你按以上方法学习完《伤寒论》后，基本上就能用中医看常见病了。学习时间大约是每天2小时，1～3个月即可以完成。学习完《伤寒论》后，再按以上方法学习《金匮要略》，就算完成第一阶段的学习了。

中医学习第二阶段：博！由博而精！

博是指，温热病，金元四大家，历代名著，当代科研，皆需博览而知其要。因为此类著作太多，就不一一举例了。

精是指，《中药大词典》《中华药典》《中药学》《本草纲目通释》，这些都要精读的。也就是把每一味中药的功能作用和禁忌，要掌握到极致。

中医学习第三阶段：简！由简而易！

经过前两个阶段的学习后，要能够融会贯通而由博返约归简，从而由简而易，如此阶段方可为真正的中医师。如果没有第一个阶段的"专"，就跨入第二个阶段的"博"，往往脚跟不稳，流入空谈，成为理论家。没有前两个阶段的学习，直接谈第三个阶段，这往往是"似是而非"的自欺欺人。

◆ 有关中医的问答

问：如何算是一个合格的中医师？

答：真正看病的医生是不会用病情吓唬患者，不会摆架子，不会哄骗患者的。真正的医生不会用虚假的广告来忽悠患者，而是脚踏实地，以一心追求实际疗效为责任。

问：请中医治病时，如何做才能避免被中医师耽误病情？

答：先问预期疗效，若到了预期，疗效不理想，再给医生两次机会，还无效或没有达到预期疗效，就可以考虑换医生治疗。

问：如何配合中医师治疗？

答：如实反馈病情和服药后的反应，积极配合治疗。任何一种疾病的治疗，都是医患双方互相配合的结果。无论是初诊的病情述说，还是服药后的各种反应，以及治疗期间出现的各种新问题，一定要如实的反馈。患者不隐藏病情，不夸大功效，不猜疑医生，不考验医术，不轻信别人的谣传，否则都会给治疗病症，带来误判，影响治疗。患者只需要向医生提供全面、真实的信息，判断是由医生来完成的。总之，择医前宜慎，用医后要专。

问：中医药量如何把握？

答：药量要无过无不及。

问：药量越大，是不是治疗效果越好？

答：不是！配方精妙全面，对应病机是前提，药量无过无不及是后续。如果辨证不准，配方有误，药量越大，伤人越大。

问：学习时中医要掌握哪些要点？

答：①医理要通。对人体的阴阳元气、五脏六腑、伤寒六经、卫气营血、三焦辨证，要有一个融会贯通的理解。②辨证要准。病因、病位、病性、体质、八纲确立、脏腑确定，必须准确。③方药要切。配方精全有缓急，用药无过无不及。

问：当今中医教学效果缓慢的原因有哪些？

答：①教学者本身临床技术不高，甚至根本就没有做过临床，自己都没有经过临床实践，如何能教学生？②教学者出于私心或为了自身利益不肯毫无保留地教。③教学方法不够优化。

问：能不能谈谈中医与西医结合的问题？

答：①学习中医时，必须先学会传统中医的思维模式再学习西医的思维模式，即使同时学也坚决不可用西医的思维模式，来套用中医的理法方药，否则必将使中医的疗效大大降低。②任何一种疾病要治疗之前，必须从患者的角度出发，在疗效、长期、经济、可实施、宏观的角度上，了解这种疾病是适合中医治疗，还是西医治疗，还是同时结合治疗，还是分段结合治疗？无论学中医，还是学西医，学可以有中西医之别，但不可以有中西医之见，否则，倒霉的将是患者。一个真正的医生，既不是服务中医，也不是服务西医，而是服务患者的，否则对不起医生的责任，没有资格叫"医生"这两个字。③中医工作者在不具备抢救设备的医院工作或单独行医时，面对危重病患者，一般为了保护自己，最好不要轻易接收。这样既是对患者负责，也是对自己负责，否则极有可能自找麻烦。

问：参悟古今医案的学习历程，有哪些阶段？

答：参悟古今医案临床资料的学习历程如同跑步训练一样。初级阶段，不明白医案的理法方药，这叫瞎跑；中间阶段，清晰地理解医案中的辨证方药，能够模仿开出方子，这叫跟跑；高级阶段，能够看出医案不足之处，开出疗效更好，治疗更全的方剂和治疗方案，这才叫超越！

问：能不能谈谈中药的学习方法？

答：先用眼睛观察中药饮片的形状，摸摸中药的手感，然后闻闻中药的气味，再尝尝中药的味道，最后再服用一定量的中药，体验中药在体内的具体感觉和产生的反应（保证在不中毒的前提下）。最后尽量搜集到所有中药的相关注解，用心研读。如此亲自实践的学习，将比现有绝大多数的传统教学方法，更真实，更具体，更速效。

问：中医是不是所有的病都擅长治疗？

答：肯定不是！世界上任何一门技术和学问，在它诞生的时候，就注定它的局限性和适用的范围，包括中医也是。所以，中医虽然能治疗很多疾病，但是因为技术本身的限制，决定了中医有它适合的治疗范围。

问：什么叫"重剂分服法"？

答：在临床中经常会遇到顽固的病情，此时你配方再精妙，如果药量达不到，也无法见效。可是你开大剂量的方子，患者和家属会担心和害怕，药店往往也不敢给抓药，影响到治疗的正常开展。这时就可以采取"重剂分服法"，就是让患者煮好药后，将药汁平均分成6～10份，先让患者喝其中的一份，身体没有不适时，过15～30分钟，再逐步加量服用，这样就可以打消患者的顾虑。

问：不面诊也可以诊断吗？

答：病因简单，病情变化不快的，是可以诊断的，这样做也可以为患者省钱。

问：从宏观上讲学习中医时注意哪些误区？

答：做学问若不能从大处着手，纵精深也是小术，故而，学习中医一开始在方向上就要特别注意不能"跑偏"，否则，不但难以修成正果，取得真经，反而中了邪，变成中医界里的"妖魔鬼怪"。以下四个误区，是很多中医人易入的误区，甚至终其一生，而不出者，大有人在，一一指出，引以为戒。

(1) 避免纸上空谈，把中医学成夸夸其谈的文字先生。学中医纵你读书破万卷，会背方药再多，如果没有经过临床体悟，检验所学，你所学还是不实的，脚跟不稳的。如有的中医师，寒热虚实虽然能背得滚瓜烂熟，但是面对具体病人时，是虚？是实？是寒？是热？就是拿不准，觉得像虚，又像实，一会儿判断是热证，一会儿又觉得是寒证，就是分不出来。想开药方时，这个药觉得也该用，那个药也觉得该用，想一想，又不该用了，心中没底，左右不是。这就是脚跟不稳，所学还是仅仅停留在书本上的文字知识造成的现象。正是："纸上得来终觉浅，绝知此事要躬行。"中医生只有经过一定数量的临床实践，并且疗效还不错的病例锻炼，所学书面知识才会变成实用的技术。否则，你自己都会心虚，底气不足，无法临床的。至于没有经过临床锻炼，还自欺欺人，图逞口能者，在此不值一提。

(2) 避免玄虚神秘化，把中医学成了"像仙，像神，像巫，唯独不像人"的中医。此类人，谈医论理，如龙在天，云里雾里，验证于临床，效不如言。此乃故弄神秘玄虚的江湖旁门左道的邪士。哗众取宠于一时则事小，贻害中医于万古则事大，不但误导中医后学者走入歧途，同时也招来西医和现代科学的一些有识之士所不耻，从而严重地阻碍了中医的健康发展。

(3) 避免照搬西医化，把中医的精髓丢掉学成了中西两不像。真正的中医必须将中医的"理法方药"，娴熟于心，并且会从中医的角度反观西医的种种说法，而不影响对中医思维的信心和应用，反而更能够借鉴西医的理论来作为注脚。真正的中医，绝不会被西医化，凡是西医化的中医，皆是没有掌握中医的要领。

(4) 避免固守门派化，把中医搞得如江湖武林天天争来斗去。作为一个中医人，可以跟从某书、某师、某门、某派学习，但不可见有所偏和自步固封，一定在阐扬自己所学之长时，还不贬低掩藏"他山之玉"，方是虚怀若谷，海纳百川的学者态度。当然，如果抱着交流探讨之心，发表不同看法和指正错误这是可以的。这与固守成见，抱着攻击的心态有根本不同，是有利中医发展的。

问：《伤寒论》中的条文历来都有争议，是不是条文错了，到底如何判断是不是原文？

答：不必争执哪条是不是原文，重要的是把各家，各种病情的原理，都考虑到，想到针对措施。这样打开思路的学习，会比局限原文，更有价值，学到更多的知识。

问：中药药物的药性或趋于表或趋于内或趋于某经，是由哪些条件决定的？

答：有四方面。第一是药物本身具有的趋向性；第二是药物经过炮制后，对药物趋向的改变和引导；第三是服药方法的趋向改变和引导；第四是方剂配伍的趋向改变和引导。

问：如何正确地看待中医的"望、闻、问、切"四诊？

答：中医临床诊断在常规下讲究"望、闻、问、切"四诊。"望、闻、问、切"是了解疾病的四种不同诊断方法，各有其独特的作用，不应该相互取代，只能互相结合，取长补短。四诊之间是相互联系、不可分割的，因此在临床运用时，必须将它们有机地结合起来，也就是要"四诊合参"。只有这样才能全面而系统地了解病情，做出正确的判断。只强调某种诊法的重要性，而忽略其他的诊法的做法都是不对的。

问：有的医生一摸脉就开方看病，这种方法值不值得提倡？

答：中医自从王叔和以后，诊脉和舌诊都有很大的发展，因而有些医生便出现一种偏向，往往夸大脉诊和舌诊，一按脉，一望舌便判定病情，鲁莽地开方用药，而忽视四诊和参的原则，这是片面的。因为疾病的发生、发展是复杂多变的，症候有真象也有假象，有的假在脉上，有的假在症上，所以临床上有"舍脉从症"和"舍症从脉"的说法。如果四诊不全，便得不到病人的全面的、详细的资料，辨证就欠缺了准确性，甚至发生错误导致很严重的后果。

问：一摸脉就会知道所有的病情，这种中医生在现实中有没有？

答：这种现象会有以下多种情况出现。

(1) 某类人、某个阶段患某种疾病，本身就有一定的趋势和比例。比如人到了中老年，体形再有点偏胖，基本上就会有高血压、头晕，城市上班族和司机，只要年龄大一些，基本上都会有不同程度的颈椎和腰椎的问题。也就是你不需要摸脉，见到一个患者，按比例推断来说，准确率也会很高的。如果你是专门学过中医理论知识，比如肾阳虚会有一系列的病症"神疲乏力、精神不振、活力低下、易疲劳，畏寒怕冷、四肢发凉（重者夏天也凉）、身体发沉，腰膝酸痛、腰背冷痛、易患前列腺炎"等。当患者确定了一个主症，你就可以推出一系列的同类病症，同样准确率也会很高。

(2) 脉象是为了探究病因的而非为了推导病症。如患者头痛，外感新得之病多为浮脉，阳气不足之头痛，多为沉脉。

(3) 脉象前期说得看似很准，最后治疗效果却不佳者，基本上前期的脉象是假象，是靠"察言观色"的经验推导出来的。

(4) 中医生只有在患者不懂中医原理，迷信"脉象"的特殊情况下，为了取得患者信任，有利治疗工作的开展，才不得不采取先摸脉，再说病症的诊断程序。这同"哗众取宠"和哄骗患者是有本质的不同的。

问：听说您有一个治疗低血压的验方，能不能介绍一下？

答：可以！低血压患者，可用中药黄芪、党参、当归、甘草各20克，水煎内服，半个月为一个疗程，大多患者在一个疗程内血压可恢复正常。

问：目前中医在国外很兴盛，您怎么看？

答：我留意了相关资料和报道，目前中医的发展确切地说是针灸在国外华人圈里很兴盛，中医药的临床技术还无太大的实质发展。因为国内学校毕业后的中医专业学生，本身临床技术就是短板，国外又照此模式学习，那临床技术焉能不会"短之又短"。

问：日本的汉方与中医有何区别？

答：日本的所谓汉方就是根源于汉族人民的中医，故而日本称为汉方，属于中医的一个分支。

问：日本的汉方技术特点有哪些？

答：日本汉方重视临床，重视典籍，重视现代科学实验分析，善于商业运作，民众基础认可度高，国内的汉方政策，政府比较支持。相关资料统计，日本使用汉方药的医师已占72%，而其中又有70%的医师用药时间达10年之久。

问：日本汉方界的技术与国内中医界技术对比哪个更高？

答：因为日本汉方重视临床，民众基础认可度高，容易积累大量的临床经验，所以从整体的汉方平均水平来说，不次于国内中医从业者的平均水平。但中医最高的临床技术不在日本，而是在中国。因为日本汉方研究者，重视典籍却偏于固守，重视方药却否定中医医理。方药配伍和用量不敢有大的突破，加上日语和汉语之间的障碍，大量的中医典籍和研究资料，他们无法研读。由此造成了日本汉方无法产生更高的临床技术。中医临床技术高手虽然在中国，但人数极少。同时，中医国内有太多临床效果差的"书本中医，理论中医，空谈中医，虚假中医，骗子中医，神仙中医，玄妙中医"如此一中和，就导致整体的中医水平不高于日本汉方界了。

中国中医技术是高的少，低的多，中的少，最后整体就不高了。日本汉方技术是高的少，低的少，中的多，最后整体反而高了。

问：有人认为，有毒中药的用量应有限制，您是如何看的？

答：这是国家为了保护患者的安全，特别是对那些没有临床经验，又胆大妄为的行医者，防止出现医疗事故的一种有效措施。但这种限制没有抓住事情解决的根本，因为有很多疾病在保证安全的前提下，超量使用是取得效果的关键所在。只有掌握、推广、普及正确的中医知识才是从根本上解决问题，既可用中医治病，又可以防止中毒的有效途径。有毒性的中药不能因为害怕而不敢用，放任患者病情发展，因循观望，有失救之责；同样所学浅薄，无知胆大而乱用，更是误杀生命的孟浪之辈。

问："您对"是药三分毒"有何看法？

答：任何一句话的存在都有前提，如果是正常人，完全无病的情况下，不要说药了，连普通食物，偏食都是有害的。如果是有病了，只要辨证准确，用药正确，在你的疾病没有痊愈的前提下，药是有益的，如何来"是药三分毒"的说法？

问：中药对肝肾有损害吗？

答：用药正确，中药是可以治疗肝肾损害的，如果用药不正确，不要说肝肾有损害，中毒死亡的都有。

问：听说您的"逐条分析辨证法"对疾病的辨证分析很有益，能说说吗？

答：已经在医案里分析时体现了，就是将每个病症逐条分析，最后总结归纳。这样对分析家病情，更容易清晰和方便阅读者理解。所以，有的中医同行，戏称为"周氏分析辨证法"。

问：是不是不能完全照着医案看病，就算是同一种病，在不同体质的人的身上用药都有区别？

答：是的。中医既讲究辨证施治也讲究异病同治。会读医案的人，领悟了医案的本质，按原方或不按原方，都可以取效。学医的人医案不可不读，但不可固守医案，要善于领悟医案，病机和用药的实质。

问：何为"空调病"？

答：长时间在空调环境下工作学习的人，因空间相对密闭，空气不流通，致病微生物容易滋生，且室内外温差较大，机体适应不良，会出现鼻塞、头昏、打喷嚏、耳鸣、乏力、记忆力减退、四肢肌肉关节酸痛等症状，常有一些皮肤过敏的症状，如皮肤发紧发干、易过敏、皮肤变差等。这类现象在现代医学上称之为"空调综合征"或"空调病"。

问："空调病"的中医治疗方剂用哪首比较好？

答："桂枝汤"，我在临床中发现用"桂枝汤"加芪附效果会更好。根据杨福龙相关资料，感冒以桂枝汤加减治疗空调病52例，疗效满意。水煎服，每日1剂，分两次服，服后饮白米热粥，令其出微汗。其中痊愈12例，显效20例，有效18例，无效2例，总有效率96.15%。

问：何为阴暑证？

答：阴暑证，中医病症名。指夏季因气候炎热而吹风纳凉，或饮冷无度，中气内虚，以致暑热与风寒之邪乘虚侵袭而为病。是由于静而得之，故名"阴暑"。

问："阴暑证"的中医治疗方剂用哪首比较好？

答："桂枝汤"加减即可。据相关资料报道以桂枝汤加减治疗阴暑证，取得良好疗效。阴暑证临床表现为精神衰惫，肢体困倦，头昏嗜睡，胸闷不畅，多汗肢冷，微有畏寒，恶心呕吐，渴不欲饮，舌淡、苔薄腻，脉濡细。痊愈66例，好转8例，无效1例，总有效率99.00%。作者注：藿香正气散和三仁汤加减也可见效，只要配方是辛开苦降或芳香化浊针对病机是风邪和暑湿即可。

问：有人说发热就是风热，不发热就是风寒，请问是否正确？

答：不正确！风寒也发热的。

问：有人说感冒可以喝姜汤，请问是否正确？

答：不正确！只有怕冷的普通风寒感冒才可以。

问：有人说感冒发热要喝绿豆汤，请问是否正确？

答：不正确！怕冷的普通风寒感冒即使发热，也不可以喝绿豆汤，因为绿豆汤偏凉，不能"寒上加霜"。

问：有人一感冒发热，就喝板蓝根，还说可以预防流感，请问是否正确？

答：普通风寒感冒发热也不可以喝，流感发热要具体用中医辨证，才可以确定适不适合。胃寒的人不可以单独服用板蓝根，因为板蓝根味苦性寒，更容易伤胃，损伤人体正气。

问：有人说感冒要多运动，散寒气，请问是否正确？

答：没有感冒时，多运动，对增强体质、预防感冒有益，已经感冒，就要减少运动，多休息，以便体力恢复，否则，一劳累，病情容易加重。

问：既然感冒要出汗，那么泡澡、洗桑拿，岂不是好得快？

答：中医出汗，不是硬要出汗，而是喝了中药后，卧床休息，人体处于"阴阳合一"的状态，药力从内往外透出"寒随汗出"的自然出汗。而泡澡，洗桑拿是硬让人体出汗，体质虚的人，将会因为出汗，体力更加虚弱，从而增加病情。

问：有的说感冒传染，有的说不传染，是怎么回事？

答：普通感冒传染率只有10%，流行性感冒高达50%以上。

问：普通感冒治疗，有的说西医好，有的说中医好。到底哪个更好些？

答：如果能够区分"伤寒"和"伤风"的普通感冒，会用"麻附汤"和"桂附汤"，无论从治疗效果，见效期和经济节省方面，都要远远高于西医西药的。

问：普通感冒需不需用抗生素？

答：一般不应该、也不需要应用抗生素。只有在出现鼻窦炎、中耳炎等并发症，慢性阻塞性肺病和感冒病程超1周的患者可适当应用抗生素。

问：有的说感冒不用治疗，可以自愈，此种说法正确与否？

答：普通感冒如果患者体质好的话，也需3～9天才能自愈。如果体质差或原有基础病，感冒不治疗容易转变成肺炎、气管炎等其他疾病。

问：有的说人要是常年不感冒，不是好事，因为感冒是人体在免疫调节，请问有没有这个说法？

答：如果常年不感冒并且身体健康，这是体质非常好的表现。如果是体质很差，免疫力低下，感冒后虽然不发热，但是有全身酸痛，浑身无力，就不是好事，证明体质比一般人还差，自身免疫调节功能呈现抑制状态，无法发热。

问：感冒期间是否要多吃鱼肉以增加营养？

答：人体正感冒时，从中医说法"正气抗邪于表"，人体如果食用了油腻荤腥及特别甘甜的食品，阻碍了胃气的升降，反而影响感冒的痊愈。从临床上验证也确实如此，因为感冒期间肠胃功能降低，你此时吃了过多的鱼肉，反而增加了肠胃的负担，不利患者康复。

问：能不能把感冒发热时的具体禁忌食物说一说？

答：感冒是外感之病，治疗应以疏散解表为主，以下食物应避免进食。鸭肉性质偏凉、滋腻密滞，容易滑肠敛邪，猪肉肥腻，助湿生痰，动风蕴湿；羊肉甘温助热，偏于温中暖下，且有敛邪之弊；狗肉亦性温热，容易助热生火，故为热证所忌；甲鱼甘润滋腻，有敛邪之弊；蚌，又名河蚌，性质寒泄，有滋阴凉润之力，多食有碍表邪疏散；醋，味酸收敛，食后容易滞气留寇；柿子性质寒涩而敛滞，多食容易敛邪。

问：那感冒期间的饮食应该如何合理安排？

答：①选择容易消化的流质饮食：如菜汤、稀粥、蛋汤、蛋羹，普通的风寒感冒，可以多加点姜。②饮食宜清淡少油腻：这既能满足营养的需要，又能增进食欲。可供给白米粥、小米粥、小豆粥，配合甜酱菜、大头菜、榨菜或豆腐乳等小菜，以清淡爽口为宜。③保证水分的供给：可多喝酸性果汁如山楂汁、猕猴桃汁、红枣汁、鲜橙汁、西瓜汁等以促进胃液分泌，增进食欲，但不可以过量，防止甜腻妨胃，胃寒者需兑些生姜汁。如果服用对证的汤药最好，既可以去病，又可以保证水分的供给。④饮食宜少量多餐：切忌一次吃得过多。

问：患了感冒还有什么需要注意的吗？

答：患了感冒要多休息，吸烟的朋友应戒烟，保持室内温度不要过低，卫生和空气流通。同时还要注意与感冒病人的隔离，尤其是年老体弱的朋友和儿童，防止交叉感染也很重要。

问：发现患者不是普通感冒而是流行性感冒，应该如何处理？

答：如果发现流感病人，除了马上把病人送往医院外，要及时做好隔离工作，加强环境消毒，减少公共活动及集体娱乐活动，以防止疫情进一步扩散。对易感人群及尚未发病者，应按照有关防疫部门的指导给予药物预防。个人预防流感的基本措施是接种疫苗。应用与现行流行株一致的灭活流感疫苗接种，可获得60% ～ 90%的保护效果。老年人、儿童、免疫功能受抑制的患者，以及所有易于出现并发症的人，是流感疫苗最适合的接种对象。另外，流感疫苗也有一定的全身和局部不良反应，接种后应注意观察和处理。要注意的是对鸡蛋过敏者为禁忌证，不可接种流感疫苗。接种疫苗要到防疫站或医院接种。

问：中医能不能够治疗流行性感冒？

答：肯定可以！但这取决于医生掌握的中医水平，因为流行性感冒属于"突发快，转变快，消耗人体正气和阴液快"的急症。如果中医师，不精通中医的《伤寒论》和温病学，不是中医临床中"高手的高手"，是根本无法治疗的。先不要说治疗错误，即使辨证准确，病情都在急速发展，用药剂量过少或过多，都足以误事，病人都会生死立见的。若非极特殊情况，特殊环境，发现流行性感冒者，是应该响应国家防疫政策，上报当地防疫部门，接受医院处理的。

后　记

这本《中医求实》总算完成了，心里有一种如释重负的感觉。我的中医临床水平，既不虚伪的故作谦虚地说："有多么低"，也不盲目狂妄地说："有多么高"，而是实事求是地如实说："我的中医水平应该在全国中医师平均水平偏上一点"。特别是在治疗咳嗽、哮喘、心脑血管疾病、胃病、慢性骨髓炎、风湿性关节、前列腺炎的病症方面比较擅长。

天下兴亡，匹夫有责，中医盛衰，人人有责，我虽俗世凡夫，中医技术有限，但敢不尽力乎！此道漫漫，我当一生而往之！是以为言！

感谢以下人员给予的支持和帮助（排名不分先后）：

昌志伟　刘立文　周新良　庞爱国　王守琪　王秀丽　王幸福　焦健姿

特别是出版社编辑给的修改建议，才使此书更加完善。因为我的原始医案，只有主证、方剂、疗效三项，其他如"辨证思路、治疗原则、综合分析、总结"，基本上是为了方便同行借鉴，按出版社的修改意见而增加的。

我做了一下简单对比，在现实临床中一个患者，从诊疗到处方用药也就十几分钟而已（个别的患者会有不足或超过 10 分钟者）。而此书的每个医案的整理时间，从打字到整理、完善，都平均在 60 分钟以上，甚至数小时的也有之。此书历时数月，数易其稿，由此，心中不胜感慨："写书其实是一个比临床更繁琐，更费时间的工作！"故而，仅以此书向古今为中医传承做出贡献的医书作者们致敬！

此书的出版全仗"德艺双馨"的王幸福老师大力推荐。王老师与我素未谋面，本无私交，却如此相助，若非道义使然，焉能如此！

正是：

　　　　天下熙攘为利往，人间自有道义人。
　　　　我本红尘来去客，心虽有情耻有欲。
　　　　冷淡千丝尘俗执，月白一颗本来心。

佛门俗子：海宏（周忠海）

相　关　图　书　推　荐

中国科学技术出版社

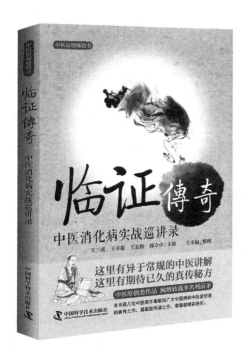

《临证传奇：中医消化病实战巡讲录》

整理：王幸福

定价：29.50元

　　本书由广受欢迎的中医巡讲讲稿整理而成，集合了王三虎、王幸福、王长松及郭立中四位中医高手之临证经验、用药心得，是《临证传奇》的开篇之作。

　　其中，前三篇从中医药治疗消化道肿瘤、便秘与腹泻、慢性胃炎等方面开讲，展现了各位主讲者对中医治疗消化病的古籍经验和当代临证的深刻认识，以及各自的独到观点和用药体会；附篇则对尿路结石的辨证治疗进行梳理。本书语言质朴通俗，论述翔实可靠，病案真实可信，理法方药兼备，具有很强的临床实用性，另外还特别增加了讲者与听者的互动交流内容，使著者对病证规律及用药经验的阐述更加通透易懂，诚为广大中医师及中医爱好者研读中医的上佳读物。

相 关 图 书 推 荐

中国科学技术出版社

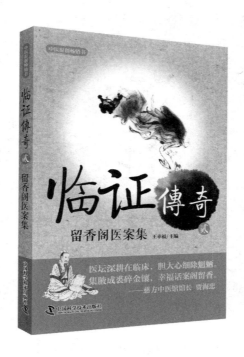

《临证传奇·贰：留香阁医案集》

主编：王幸福

定价：35.00元

  本书是"临证传奇"系列的第二部，收录了王幸福老师近年来诊治的上百例病案，其中既有心、肺、胃、肠等内伤杂病，又有男科、妇科、皮肤科及五官科等诸多医案，还有部分外感病症，其中不乏相对疑难的疾病，经王老师以纯正的中医方法诊治，取得了良好的临床效果。

  每一病案都有详细的诊治过程，特别是症状、舌脉、处方用药及服药后的病情变化，均有翔实的记录。病案之后的按语，或点出辨证要点，或归纳诊治思路，或提示方药技巧，亦是不可忽略的重要内容。书末还附有王幸福老师做客当归大学堂的讲座实录及互动交流内容，相信对中医爱好者研习中医有所启发。

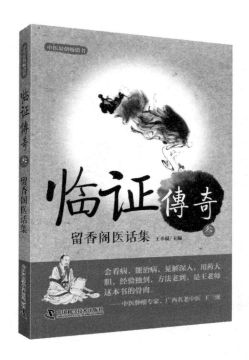

《临证传奇·叁：留香阁医话集》

主编：王幸福

定价：35.00元

　　本书是"临证传奇"系列的第三部，收录了王幸福老师近年来的众多医话随笔，其内容涉及单味中药和名方应用的独家经验，病症诊治的独特思路，以及学医方法和临证感悟等。

　　其语言平实，论述质朴，但却能将诊治疾病最关键之处道破，如"取效的关键是用量""处方思路在于病机加专药"等，这也透露出了王幸福老师成为中医临床大家的秘诀，即注重临床疗效，崇尚大道至简，反对空泛理论，从不迷信权威。书中记录的有关利用枸杞治疗阴虚口苦的经验来源于孟景春先生，重用菌陈治疗阳黄则受王辉武、陈国恩老中医的影响。本书实为广大中医爱好者研习中医之佳作。